Inhalt

Rezepte zum Abnehmen- Das K

Low Carb Kochbuch - René Wolf

Low Carb Kochbuch - René Wolf

LOW CARB KOCHBUCH

350 Low Carb Rezepte für eine gesunde Low Carb Diät ohne Fasten. Das Kochbuch für eine kohlenhydratarme Ernährung. Schlank und gesund mit dem Low Carb Kompendium Kochbuch.

René Wolf

Rezepte zum Abnehmen- Das Kochbuch

Liebe Leserinnen und Leser,

Low-Carb ist heutzutage die bekannteste Form zur Gewichtsreduzierung. In den USA fing alles als Diät an und erreichte in den letzten Jahren auch Deutschland. Mittlerweile gibt es hierzulande viele verschiedene Gemeinschaften, vor allem in den sozialen Netzen wie Instagram und Facebook, die sich Low Carb verschrieben haben, darüber aufklären und Neueinsteigern helfen können.

Low-Carb bedeutet im Allgemeinen eine kohlenhydratarme, aber gesunde Ernährung. Der Fokus liegt hier vor allem auf die Aufnahme von guten Fetten und Proteinen. Low-Carb verbindet man meistens mit Gewichtsreduktion und ist natürlich auch wunderbar zum Abnehmen geeignet, denn bei einer Low-Carb Ernährung werden gesunde, sättigende Nahrungsmittel ersetzt und ungesunde Lebensmittel vom Speiseplan gestrichen. Auch den gefürchteten Jojo-Effekt, Heißhunger und Mangelerscheinungen gibt's bei Low-Carb eher selten. Der Körper nimmt alle wichtigen Vitamine und Nährstoffe auf, wird also rundum versorgt, um fit und gesund zu bleiben. Deshalb wird die kohlenhydratarme Ernährung auch als Therapie eingesetzt z. B. bei Stoffwechselerkrankungen. Sie hilft auch dabei, sich vitaler und wohler zu fühlen, gesünder zu werden, die Stimmung dauerhaft anzuheben und kann sogar Hautprobleme vorbeugen.

Viele Menschen sind der Meinung, man müsse auf alles Leckere verzichten und durch eine Low-Carb Ernährungsweise könne man niemals richtig satt werden. Das stimmt nicht, durch die verminderte Aufnahme von Kohlenhydraten bleibt auch das typische Magenknurren aus! Auch Lasagne, Pizza und süße Desserts in etwas umgewandelter Form, sind bei dieser Ernährung absolut möglich. Low-Carb Ernährung muss weder kompliziert noch einseitig sein. Also worauf warten Sie noch, geben sie Low Carb eine Chance!

In diesem Kochbuch finden sie 350 tolle Rezepte für leckere, klassische oder außergewöhnliche Gerichte, natürlich alle im gesunden Low-Carb Stil.

Wir haben ganz bewusst auf Fotos verzichtet und dies hat mehrere Gründe:

- dieses Kochbuch bietet mit 350 Rezepten jede Menge Kreativität. Zusätzliche Bilder nehmen nur unnötigen Platz weg

- der Preis würde sich um ein Vielfaches erhöhen und das möchte ich meinen Lesern nicht zumuten

- auch die Druckkosten für die Taschenbuchausgabe würden mit Bildern immens in die Höhe steigen, Ihnen zuliebe verzichten wir gerne darauf und halten die Kosten so gering wie möglich

Viel Spaß beim Nachkochen wünscht Ihnen

René Wolf

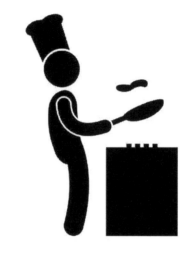

FRÜHSTÜCK

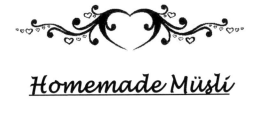

Homemade Müsli

Zutaten für 4 Portionen:
Beeren nach Bedarf
verschiedene ungesalzene und nicht geröstete Nüsse
ungesalzene und nicht geröstete Samen
Stevia

Zubereitung:
Die Nüsse in einem auf 180 °C vorgeheizten Backofen (Unter-Oberhitze) zusammen mit dem Stevia für 20 Minuten rösten, diese müssen alle 5 Minuten umgerührt werden. In einer Pfanne werden die Samen auf höchster Stufe, bei ständigem Rühren, geröstet. Nun werden die gerösteten Nüsse, sowie die gerösteten Samen in eine Schüssel gegeben und vermischt. Die Beeren werden dazugegeben und das Müsli kann serviert werden.

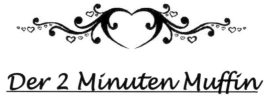

Der 2 Minuten Muffin

Zutaten für 1 Muffin:
1 TL Vanille Whey Protein
1 TL Erdnussbutter
1 TL Mandelmilch ungesüßt

Zubereitung:
Alle Zutaten werden in eine Schüssel gegeben und gut verrührt, bis eine cremige Masse entstanden ist. Anschließend wird der Teig in eine kleine Form gegeben und für 1 - 2 Minuten in der Mikrowelle gebacken. Sobald die Zeit abgelaufen ist, ist der Muffin fertig.

Hammer - Power - Super - Müsli

Zutaten für 2 Portionen:
1 TL Erythrit (gesunder Zuckerzusatzstoff)
200 g Magerquark
1 TL getrocknete Algen (Spirulina)
40 ml Mandelmilch
3 TL Kürbiskerne
40 g geschälte und gewürfelte Ananas
2 TL Sonnenblumenkerne
60 g gewaschene und gewürfelte Erdbeeren
1 EL Cashewnüsse
2 EL Chiasamen oder Leinsamen
Zimt und Minze bei Bedarf

Zubereitung:
Den Magerquark, die Spirulina, die Mandelmilch und das Erythrit mit
einem Schneebesen in einer Schüssel verrühren. Nun werden alle
weiteren Zutaten vorsichtig unter diese Masse gehoben und das
Müsli ist fertig. Bei Bedarf kann noch etwas Zimt oder Minze
hinzugegeben werden.

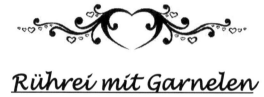

Rührei mit Garnelen

Zutaten für 4 Portionen:
Petersilie
3 Eier
Salz und Pfeffer
100 g Garnelen
20 g Frühlingszwiebeln
1 EL Milch
1 TL Rapsöl
1 EL Frischkäse

Zubereitung:
Die Eier und die Milch mit einem Schneebesen verrühren und mit
Salz und Pfeffer würzen. Die Petersilie und die Frühlingszwiebeln
waschen und sehr fein schneiden. Diese werden zu der Milch - Ei
Masse gegeben und miteinander verrührt. In einer Pfanne etwas Öl
erwärmen und die Masse hineingeben. Nach ca. 1 Minute werden
die Garnelen darauf verteilt und das Ei nun stocken lassen. Der
Frischkäse kann als Topping auf das Ei verteilt werden und nochmals
mit Pfeffer abgeschmeckt werden.

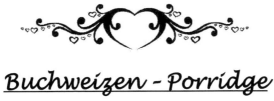

Buchweizen - Porridge

Zutaten für 2 Portionen:

Gehackte Haselnüsse nach Bedarf
150 g Buchweizen
1 EL Süßungsmittel (Stevia)
100 - 200 g Beeren
Eine Prise Zimt
200 ml Mandelmilch
Eine Prise Vanille
1 TL Kokosöl
Ahornsirup

Zubereitung:

Zuerst wir der Buchweizen über Nacht in kaltem Wasser eingeweicht. Am nächsten Tag wird dieser abgegossen und mit kaltem Wasser abgespült. Nun wird der Buchweizen mit der Mandelmilch und einer Prise Zimt in einem Topf erwärmt und das Kokosöl untergerührt. Danach werden die Beeren dazugegeben und alles wird nochmals zusammen erwärmt. Nun kann das Buchweizen- Porridge mit Ahornsirup, Vanille und Zimt abgeschmeckt werden und bei Bedarf mit Beeren und gehackten Haselnüssen serviert werden.

Müslibrötchen trifft Müsli

Zutaten für 4 Portionen:
150 g Mandelmus, evt. Haselnussmus
ca. 40 g Nussmüsli oder ein paar gehackte Nüsse
2 mittlere Eier
40 g Kokosöl geschmolzen
1 TL Honig
1 Prise Backpulver
1 Prise Weinsteinbackpulver
1 Prise Ursalz

Zubereitung:
Zuerst das Weinsteinpulver mit den 2 Eiern schaumig schlagen. Dann Kokosöl und das Nussmus dazurühren, bis die Masse fest und cremig ist. Als letztes das Nussmüsli oder ein paar gehackte Nüsse in der Pfanne anbraten, eine Prise Salz und das Backpulver unterrühren. Ein Backblech mit Backpapier ausrollen und mit einem großen Löffel 6 bis 8 Brötchen formen. Die Brötchen mit Mandelsplitter, Mohn oder Sesam bestreuen. Das ganze bei 180 Grad etwa 12-15 Minuten backen. Normalerweise rinnen die Brötchen beim Backen nicht auseinander, sondern werden höher.

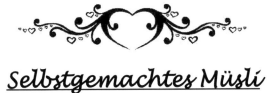

Selbstgemachtes Müsli

Zutaten für 4 Portionen:
verschiedene Samen, beispielsweise Sonnenblumenkerne,
Kürbiskerne, Hanfsamen (ungesalzen und geröstet);
verschiedene Nüsse, beispielsweise Walnüsse, Mandeln, Haselnüsse,
Paranüsse, Cashews, Pinienkerne (ungesalzen und geröstet);
nach Belieben als Süßungsmittel Stevia oder/und Obst,
beispielsweise Erdbeeren

Zubereitung:
Zu Beginn den Backofen auf 180 Grad Ober- und Unterhitze
vorheizen. Die Samen in einer Pfanne bei ständigen Rühren rösten.
Dann die Nüsse, eine beliebige Menge, mit dem Stevia ca. 20
Minuten rösten, dabei immer wieder umrühren. Danach die Samen
und die Nüsse in einer Schüssel vermengen. Mit frischen Beeren ihrer
Wahl genießen.

Das Müsli kann auch in größerer Menge auf Vorrat zubereitet
werden. Dafür einen luftdichten Behälter verwenden. Haltedauer
sind etwa zwei Wochen.

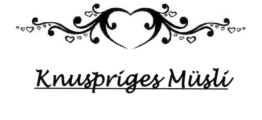

Knuspriges Müsli

Zutaten für 4 Portionen:
2 Tassen gehackte Mandeln
1 Tasse Sonnenblumenkerne
1 Tasse Kürbiskerne
10 Tassen Kokosflocken
8 Eiweiß
½ Tasse Mandelmehl
Stevia

Zubereitung:
Zuerst verquirlen Sie Stevia mit dem Eiweiß. Dann geben Sie alle restlichen Zutaten in eine Schüssel und vermischen alles zusammen mit dem Eiweiß-Stevia Gemisch. Verteilen Sie die Masse auf einem Backblech, dass Sie zuvor mit Backpapier ausgelegt haben. Backen Sie das Müsli im Backofen etwa 60 Minuten bei 135 Grad. Mischen sie das Müsli nach der halben Zeit, damit es knusprig wird. Das fertige Müsli sollte goldbraun sein. Besonders geeignet ist die Zubereitung am Wochenende, da doch ein größerer Zeitaufwand nötig ist.

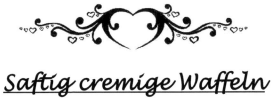

Saftig cremige Waffeln

Zutaten:

100 g Quark
60 g Butter
6 EL Eiweißpulver
4 Eier
2 EL Öl
Etwas Zucker

Zubereitung:

Zuerst die Butter in einem Topf erhitzen, bis diese geschmolzen ist. Die geschmolzene flüssige Butter etwas abkühlen lassen und dann zusammen mit dem Öl und dem Quark in einer Schüssel verrühren. Die Eier, das Eiweißpulver und den Zucker zugeben, alles vermischen und den Teig portionsweise im Waffeleisen backen. Die fertigen Waffeln können Sie mit frischen Früchten garnieren und mit etwas Puderzucker bestreuen. Waffeln sind der Klassiker für die ganze Familie.

Himbeer-Chia-Pudding

Zutaten für 4 Portionen:

90 g Chiasamen
500 ml Haselnussmilch
1 Päckchen Vanillezucker
6 EL Zucker
400 g Himbeeren

Zubereitung:

Geben Sie den Chiasamen in die Milch und rühren Sie etwa 25 Minuten lang alle 7-10 Minuten um. Dann die Himbeeren pürieren und durch ein Sieb streichen. Anschließend mischen Sie alles mit dem Zucker und dem Päckchen Vanillezucker. Stellen Sie den Pudding für 2 bis 3 Stunden in den Kühlschrank. Dieser Himbeer-Chia-Pudding ist eine köstliche Abwechslung.

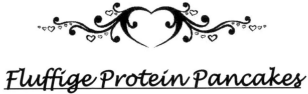

Fluffige Protein Pancakes

Zutaten für 4 Portionen:
20 g Eiweißpulver, Geschmack Vanille
20 g Frischkäse (5%)
2 mittlere Eier
50 ml Milch (1,5% Fett)
1 Prise Backpulver
2-3 Spritzer Süßstoff optional

Zubereitung:
Geben Sie alle Zutaten in eine Schüssel und vermengen Sie diese zu
einer cremigen Masse. Geben Sie dann den Teig portionsweise in
eine Pfanne und backen Sie die Pancakes bis diese goldbraun sind.
Protein Pancakes sind der Klassiker in Amerika und finden immer
mehr Bedeutung in der österreichischen Küche.

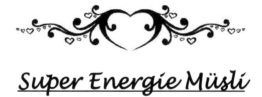

Super Energie Müsli

Zutaten für 2 Portionen:
40 g Ananas (geschält und in grobe Würfel geschnitten)
60 g Erdbeeren gewürfelt
40 ml Mandelmilch ungezuckert
200 g Magerquark
1 EL Cashewnüsse
2 EL Leinsamen oder Chiasamen
3 TL Kürbiskerne
2 TL Sonnenblumenkerne ungesalzen
1 TL Spirulina (getrocknete Algen)
1 TL Erythrit (gesunder Zuckerersatzstoff)

Zubereitung:
Den Magerquark mit der Mandelmilch, dem Spirulina und dem
Erythrit in einer großen Schüssel mit einem Schneebesen vermengen
und alles gut miteinander vermischen. Dann die weiteren Zutaten
dazugeben und langsam unterrühren.
Gerne können Sie eine Messerspitze Zimt oder etwas frisch gehackte
Minze dazugeben.

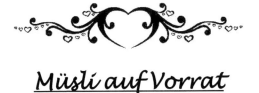

Müsli auf Vorrat

Zutaten für 1 Blech:
100 g Mandeln
100 g Haselnüsse
100 g Walnüsse
100 g Kokosflocken
100 g getrocknete Cranberries
Etwas Honig
Zimt
250 g Kokosöl oder Butter

Zubereitung:
Zu Beginn den Backofen auf 180 Grad vorheizen. Alle Nüsse im Mixer oder mit einem Messer zerkleinern. Die getrockneten Cranberries, die Kokosflocken und die Nüsse in eine Schüssel geben. Die Butter oder das Kokosöl in einer heißen Pfanne schmelzen und über die Zutaten in der Schüssel gießen. Das Müsli in der Schüssel mit etwas Honig und Zimt verfeinern. Danach das Müsli auf einem Backblech, das Sie zuvor mit Backpapier ausgelegt haben, für etwa 20 bis 25 Minuten in den Ofen geben. Das Müsli im Backofen immer wieder mal wenden, damit es nicht anbrennt. Nehmen Sie das fertig Müsli aus dem Ofen, wenn es eine goldbraune Farbe hat.
Achtung: Dieses Rezept hat einen hohen Kohlenhydratanteil, da es sich um ein ganzes Blech handelt.

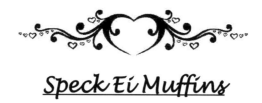

Speck Ei Muffins

Zutaten für 6 Muffins:
24 Scheiben Speck
6 Eier
Olivenöl
Geriebener Käse
Pfeffer
Salz

Zubereitung:
Heizen Sie den Backofen auf 180 Grad vor und fetten Sie die 6 Muffin
Formen mit etwas Olivenöl ein. Braten Sie die Speckscheiben in einer
Pfanne von allen Seiten solange an, bis sie knusprig sind. Von dem
gebratenen Frühstücksspeck geben Sie nun jeweils 4 Streifen
kreuzweise in jede Muffinform. Geben Sie dann jeweils ein Ei in jede
Form und lassen Sie es 10 Minuten im Backofen backen. Sie können
auch geriebenen Käse vor dem Backen auf das Ei streuen.

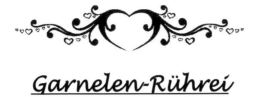

Garnelen-Rührei

Zutaten für 4 Portionen:

100 g Garnelen

3 Eier

1 EL Frischkäse

20 g Frühlingszwiebeln

1 EL Milch

1 TL Rapsöl

Petersilie

Pfeffer

Etwas Salz

Zubereitung:

Zuerst einen Esslöffel Milch mit den 3 Eiern verrühren und mit Pfeffer und Salz kräftig würzen. Die Frühlingszwiebel in feine Ringe schneiden, die Petersilie klein hacken und zur Ei-Masse geben und verrühren. In einer beschichteten Pfanne Öl erhitzen und die Masse hineingeben. Nach ca. 1 Minute die Garnelen darauf verteilen. Alles gut stocken lassen. Das fertige Garnelen-Rührei anrichten und den Frischkäse als Topping verwenden.

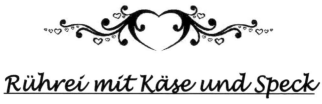

Rührei mit Käse und Speck

Zutaten für 4 Portionen:

100 g Gouda

6 Eier

6 EL Milch

Etwas Butter

50 g Speck

50 g Schinken, gekocht und gewürfelt

1 Tomate

1 Zwiebel

Schnittlauch

Salz

Pfeffer

Zubereitung:

Die Tomate in kleine Stücke und die Zwiebel in dünne Ringe
schneiden. Dann die Eier mit der Milch, Salz und dem Pfeffer
verrühren und den Gouda, den Speck und den Schinken zugeben.
Alles in einer beschichteten Pfanne mit etwas Butter anschwitzen
und öfter mal umrühren.

Für Käseliebhaber ideal.

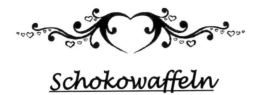

Schokowaffeln

Zutaten für zwei Portionen:
1 große Banane
1 EL Kokosöl
3 EL gemahlene Mandeln
3 Eier (Größe M)
2 TL Agavendicksaft
2 EL Mandelmehl
1 EL Kakaopulver
½ TL Backpulver
etwas Öl für das Waffeleisen

Zubereitung:
Die Banane schälen, mit einer Gabel zu einem Mus zerdrücken. Zu dem Bananenmus die restlichen Zutaten geben und zu einem cremigen Teig rühren. Das Waffeleisen aufheizen. Mit etwas Öl einfetten. Teig vorsichtig einfüllen und nacheinander die Waffeln backen. Mmmh..Lecker!

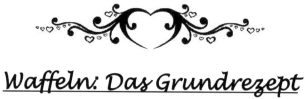

Waffeln: Das Grundrezept

Zutaten für 4 Portionen:
300 g Mandelmehl
500 ml kohlensäurehaltiges Mineralwasser
50 g Xylit
½ TL Backpulver
100 g Margarine
1 EL Sonnenblumenöl
Eine Prise Salz

Zubereitung:
Mandelmehl, Xylit, eine Prise Salz und Backpulver in einer Schüssel gut miteinander vermengen. Margarine weich werden lassen und mit dem Mineralwasser in die Masse einrühren, bis ein flüssiger Teig entsteht. Teig für 25-30 Minuten abgedeckt zur Seite stellen. Waffeleisen mit etwas Öl einfetten und die Waffeln je nach Waffeleisen für 5-10 Minuten ausbacken. Die Waffeln können je nach Vorlieben mit Obst, Zartbitterschokolade oder Zimt serviert werden. Wer den Geschmack von Xylit nicht mag, kann auch eine andere Zuckeralternative verwenden.

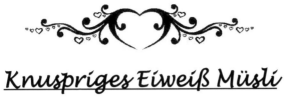

Knuspriges Eiweiß Müsli

Zutaten für 4 Portionen:
200g Kokosraspeln
100g gemahlene Mandeln
4 Eiweiß, 100g Sonnenblumenkerne
50 g Walnüsse, 50 g Kürbiskerne
20g Eiweißpulver (Geschmack: Schoko)
20 g Kakao
Xylit (Birkenzucker oder Xucker)

Zubereitung:
Backofen auf 130°C Umluft vorheizen. Ein oder zwei Backbleche mit Backpapier auslegen. Die trockenen Zutaten in einer Schüssel geben und gut durchmischen. Eiweiß in eine Schüssel geben und mit Xylit süßen. Leicht aufschlagen. Nach und nach die trockenen Zutaten dazugeben und gut durchrühren. Es sollte eine gleichmäßige feuchte aber krümelige Masse entstehen.Wenn sie zu feucht ist noch etwas gemahlene Mandeln dazugeben. Die Masse auf ein oder zwei Backbleche gleichmäßig verteilen. Die Bleche in den vorgeheizten Backofen geben und 60 Minuten mehr trocknen als backen. Jeweils nach 15 Minuten die Bleche kurz herausnehmen und das Müsli durchrühren, damit es nicht zu klumpig wird und die Masse gleichmäßig durchtrocknet.

Nach 60 Minuten herausnehmen und auf Küchengitter auskühlen lassen. Danach noch einmal kurz durchrühren und in eine passende Box geben. Super lecker auch mit Griechischem Joghurt.

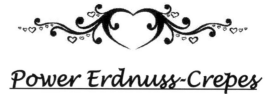

Power Erdnuss-Crepes

Zutaten für 2 Portionen:
6 Eier
50 g neutrales Eiweißpulver
30 g Erdnussöl
etwas Wasser

Zubereitung:
Die Eier mit dem Eiweißpulver vermischen zu einem glatten Teig verrühren. So viel Wasser dem Teig hinzugeben bis eine Teigmasse entsteht. Etwas Erdnussöl in die Pfanne geben und gleichmäßig verteilen. Jeweils ca. 2 EL Teig in die Pfanne geben, bis die Crepes goldbraun sind. Schnell und easy.

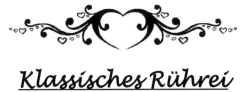

Klassisches Rührei

Zutaten für 2 Portionen:
8 Eier
6 EL Milch
80 g Butter
1 ½ Bund Schnittlauch
½ TL Salz

Zubereitung:
Die Eier, Milch und Salz mit einem Schneebesen verrühren. Die Butter in der Pfanne erhitzen und die Eimasse in die Pfanne geben, etwas stocken lassen und mit einem Pfannenwender immer wieder auflockern. Den gehackten Schnittlauch auf die angerichteten Teller bestreuen. Immer wieder lecker!

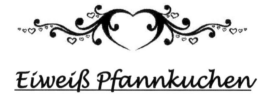

Eiweiß Pfannkuchen

Zutaten für 4 Portionen:
200 g Frischkäse
8 Eier
60 g neutrales Eiweißpulver
80 g Mascarpone
20 g Gluten/Klebereiweiß
Etwas Süßstoff

Zubereitung:
Geben Sie alle Zutaten in eine Schüssel und schlagen Sie die Masse
mit einem Mixer schaumig. Anschließend geben Sie die Masse nach
und nach in eine Pfanne und backen die Pfannkuchen von beiden
Seiten goldbraun. Fertig zum genießen!

Rührei mit Bacon und Rucola

Zutaten für 2 Portionen:
6 Eier
150 g Bacon
3 EL Sahne
20 g Rucola
2 Kirschtomaten
2 EL Olivenöl

Zubereitung:
Den Rucola gut waschen, in mundgerechte Stücke zupfen und trockenschleudern. Die Kirschtomaten waschen und vierteln und erstmal zur Seite stellen. Eier und Sahne mit etwas Salz und Pfeffer verquirlen. Öl in einer Pfanne erhitzen und die Baconstreifen darin schön knusprig braten, herausnehmen. Die Eier in die Pfanne, kurz anbraten und mit einem Pfannenwender zu einem festen Rührei braten. Alle Zutaten auf einem Teller anrichten. Ready!

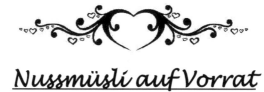

Nussmüsli auf Vorrat

Zutaten für 4 Portionen:
200 g gehackte Haselnüsse
200 g gehackte Walnüsse
200 g Sonnenblumenkerne
200 g Mandelblättchen
6 EL Kokosöl
5 TL Gewürze nach Belieben (Vanille, Zimt....)

Zubereitung:
Das Kokosöl schmelzen, Gewürze unterrühren, mit den restlichen
Zutaten vermengen und auf ein Backblech verteilen. Bei 160 Grad ca.
10 Minuten rösten, einmal gut durchrühren und weitere 10 Minuten
backen. In einen Vorratsbehälter füllen.

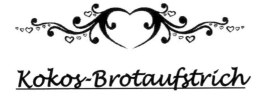

Kokos-Brotaufstrich

Zutaten für 4 Portionen:
80 g zuckerfreie, weiße Schokolade
50 g Kokosraspeln
30 g gemahlene Mandeln
50 g Kokosöl
Etwas Vanillemark

Zubereitung:
Die Mandeln und Kokosraspeln vermahlen, sodass eine cremige
Masse entsteht. Das Kokosöl in einem Topf erwärmen, bis es flüssig
ist und zu der Mandelmasse geben. Das Mark einer Vanilleschote
zufügen. Die weiße Schokolade über einem Wasserbad verflüssigen
und ebenfalls unter die Mandelmasse rühren. Alles nochmal
pürieren, damit der Brotaufstrich schön cremig wird. In ein leeres
Marmeladenglas füllen und kaltstellen. Erinnert an Sommer und
Strandurlaub....

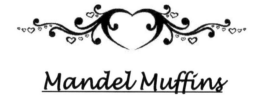

Mandel Muffins

Zutaten für 4 Portionen:
50 g Mandeln, gemahlen
200 g Leinsamen, fein geschrotet
500 g Magerquark
10 Eier
2 Päckchen Backpulver
80 g Flohsamen
Salz

Zubereitung:
Die Eier, den Magerquark und das Backpulver zu einer gleichmäßigen Masse verrühren. Anschließend die restlichen Zutaten beifügen und nochmals vermengen. Die Masse in geeignete Muffin Förmchen füllen und bei 160 Grad (Umluft) für ca. 30-40 Minuten backen, bis die Muffins eine goldbraune Farbe annehmen.

Bananen Mango Smoothie

Zutaten für 4 Portionen:
400 g Mango
4 Bananen
200 g Vanillejoghurt
400 ml Orangensaft
20 g Chia Samen
4 Eiswürfel

Zubereitung
Alle Zutaten in einen Mixer geben, durchmixen bis eine glatte Textur
entsteht. In 4 hohe Gläser füllen. Am besten eiskalt genießen!

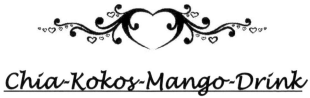

Chia-Kokos-Mango-Drink

Zutaten für 4 Portionen
2 L Kokoswasser
8 EL Chia Samen
4 Mangos (mittelgroß)
Crushed Ice

Zubereitung:
Schälen Sie die Mango, schneiden Sie diese in grobe Stücke und pürieren sie im Mixer, bis eine glatte Masse entsteht. Fügen Sie das Kokoswasser, Chiasamen und Eis hinzu. Alles gut durchmixen. Lassen Sie den Drink 10 Minuten stehen, damit die Chia Samen quellen können.

Blaubeer Protein Smoothie

Zutaten für 4 Portionen
8 EL Protein Pulver Ihrer Wahl
600 g Heidelbeeren (frisch oder TK)
4 TL Bio Erdnussbutter
80 g Bio Goji Beeren (frisch oder getrocknet)
1200 ml eiskaltes Wasser

Zubereitung:
Zuerst die Blaubeeren waschen. Dann geben Sie alle Zutaten in einen
Mixer, bis eine gleichmäßige Masse entsteht. Sofort genießen. Am
besten kalt!

Kokos Himbeere Smoothie

Zutaten für 4 Portionen:
800 ml fettarme Milch
120 g Kokosraspeln
400 g gefrorene Himbeeren

Zubereitung:
Geben Sie alle Zutaten in einen Mixer, bis eine gleichmäßige Masse entsteht. Sofort genießen. Am besten kalt!

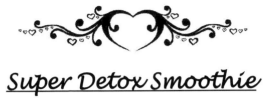

Super Detox Smoothie

Zutaten für 4 Portionen:
100 g Spinat
40 g Sellerie
40 g Gurke
100 g Birne
200 g Ananas
1 kleines Stück Ingwer
6 Blätter Minze
250ml Wasser

Zutaten:
Alle Zutaten zusammen mit dem Wasser in einen Mixer, bis eine gleichmäßige Masse entsteht, teilen Sie den leckeren Smoothie auf vier Gläser auf.

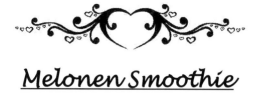

Melonen Smoothie

Zutaten für 4 Portionen:
200 g Mangold
6 Blätter Basilikum
100 g Wassermelone
100 g Pfirsich
60 g Honigmelone
80 g Birne
60 ml Wasser

Zubereitung:
Packen Sie alle Zutaten zusammen mit dem Wasser in einen Mixer,
mixen alles zusammen und teilen Sie den leckeren Smoothie auf vier
Gläser auf. Am besten eiskalt genießen!

Smoothie mit Papaya, Orange und Möhrenkraut

Zutaten für 4 Portionen:
1 Papaya
1 Orange
das Grün von vier Möhren
1 Gurke
2 Tassen Wasser
1 Spritzer Zitronensaft

Zubereitung:
Schneiden Sie die Papaya in grobe Stücke und geben sie zusammen mit der geschälten Orange in den Mixer. Mixen Sie alles schön durch. Nun das Möhrengrün waschen und mit der Gurke, dem Wasser und dem Zitronensaft in den Mixer dazu geben. Erst auf kleiner Stufe und nach und nach gehen Sie auf die höchste Stufe des Mixers. Teilen Sie den fertigen Smoothie auf vier Gläser auf. Am besten eiskalt genießen!

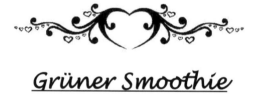

Grüner Smoothie

Zutat für 1 Portion:

1 Bund Radieschen

2 Orangen

40 g Grünkohl

1 cm Ingwer

250 ml Wasser

Zubereitung:

Alle Zutaten waschen, schneiden und in den Mixer geben. Tipp: der Smoothie kann auch abends schon zu bereitet werden, dann hat man morgens gar keinen Aufwand mehr.

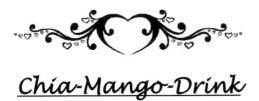

Chia-Mango-Drink

Zutat für 1 Portion:

500 ml Kokoswasser

1 EL Chiasamen

1 Mango

Etwas Crushed Ice

Zubereitung:

Mango aufschneiden und das Fruchtfleisch (am besten mit einem großen Löffel) von der Schale lösen. Kokoswasser, Chiasamen und Eis zusammen mit dem Mangofleisch in einen Mixer geben und gut vermischen. Anschließend in ein Glas füllen und für 10 Minuten in den Kühlschrank stellen, damit die Samen etwas quellen können. Lecker und erfrischend!

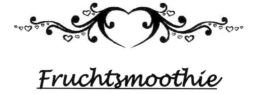

Fruchtsmoothie

Zutaten für 2 Portionen:
½ Papaya
½ Orange
½ Gurke
Grün von 2 Möhren
2 Tassen Wasser
Zitronensaft

Zubereitung:
Alles Zusammen mit Wasser und einem Spritzer Zitronensaft kräftig
pürieren. Lecker, gesund und fruchtig!

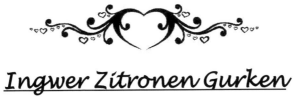

Ingwer Zitronen Gurken Wasser

Zutaten für 4 Portionen:
¼ Gurke
½ Zitrone
2 cm Ingwer
2 L Wasser
Minze

Zubereitung:
Die Zitrone, die Gurke und den Ingwer gut waschen und in dünne Scheiben schneiden. In eine große Glaskaraffe oder eine Flasche mit Wasser füllen und die geschnittenen Zutaten hinzugeben. Anschließend für ca. 10 Minuten in den Kühlschrank stellen und ziehen lassen.

Warme Möhren mit Haferflocken

Zutaten für 4 Portionen:
8 EL Haferflocken
4 mittelgroße Möhren
4 EL Ahornsirup oder Agavendicksaft
8 TL Sahne, eventuell Leinöl
240 ml Wasser

Zubereitung:
Die Möhren waschen, putzen und grob raspeln. 240 ml Wasser mit
etwas Salz zum Kochen bringen. Dann geben Sie die geraspelten
Möhren und die Haferflocken in das Salzwasser. Die Herdplatte
abschalten. Danach die Sahne und den Ahornsirup einrühren und
kurz quellen lassen. Und genießen.

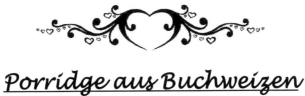

Porridge aus Buchweizen

Zutaten für 2 Portionen:
150 g Buchweizen
150 g frische Beeren oder Tiefkühlbeeren
300 ml Mandelmilch
1 TL Kokosöl
1 Prise Vanille
1 Prise Zimt
1 EL Stevia oder ein anderes Süßungsmittel
Nach Belieben: gehackte Haselnüsse

Zubereitung:
Über Nacht den Buchweizen in kaltem Wasser einweichen. Am nächsten Tag das Wasser abgießen und den Buchweizen mit frischem Wasser gut abspülen. Dann die Mandelmilch mit einer Prise Zimt im Topf erwärmen und das Kokosöl unterrühren. Die Beeren zum Buchweizen Porridge dazugeben und kurz erwärmen. Abschließend mit Stevia und Vanille abschmecken und mit einigen Beeren und gegebenenfalls gehackten Haselnüssen anrichten.

Das Porridge aus Buchweizen eignet sich als Snack, für unterwegs oder auch als Mittagessen.

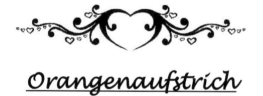

Orangenaufstrich

Zutaten für 4 Portionen:
Wasser für die Gelatine
Orangenaroma
Gelatine
1/2 Orange
Flüssiger Süßstoff

Zubereitung:
Die Gelatine nach Packungsanweisung zubereiten. Während die
Gelatine quillt, die Orange schälen und die Membranen entfernen.
Danach kann das Fruchtfleisch in kleine Würfel geschnitten und die
Kerne entfernt werden. Nun wird die geschnittene Orange zu der
Gelatine gegeben und mit etwas Orangenaroma und Süßstoff
abgeschmeckt. Die Masse wird durch die Gelatine in einigen Stunden
fester. Danach kann vorsichtig Wasser hinzugefügt werden, bis die
gewünschte Marmeladenkonsistenz erreicht wird.

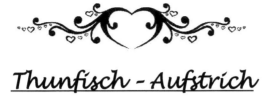

Thunfisch - Aufstrich

Zutaten für 4 Portionen:
Etwas Zitronensaft
125 g Magerquark
2 EL Wasser mit Kohlensäure
50 g Thunfisch mir eigenem Saft
1 TL Sardellenpaste
1/2 Zwiebel
Salz und Pfeffer

Zubereitung:
Den Magerquark mit dem Mineralwasser zu einer cremigen Masse
verrühren. Danach den Thunfisch abtropfen lassen und zusammen
mit der klein geschnittenen Zwiebel unter die Magerquarkmasse
rühren. Zum Schluss wird der Aufstrich mit etwas Sardellenpaste,
Zitronensaft, Salz und Pfeffer abgeschmeckt.

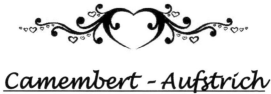

Camembert - Aufstrich

Zutaten für 4 Portionen:
Paprikapulver
65 g Camembert (Halbfettstufe)
Jodiertes Salz und Pfeffer
15 g Zwiebeln
Kümmel
5 g Butter
25 ml Sahne (30 % Fett)

Zubereitung:
Zuerst wird der Rand/Schimmel des Camembert entfernt. Anschließend wird dieser mit einer Gabel zerstampft. Die Zwiebel wird nun geschält und klein geschnitten. Jetzt kann die Butter mit der Sahne vermischt werden und die klein geschnittenen Zwiebeln, der zerdrückte Camembert sowie der Kümmel können hinzugefügt werden und nochmals alles miteinander verrühren. Zum Schluss wird der fertige Aufstrich mit Salz, Pfeffer und dem Paprikapulver abgeschmeckt.

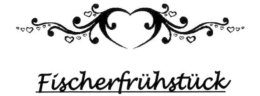

Fischerfrühstück

Zutaten für 4 Portionen:

200 g Gewürzgurken
300 g Staudensellerie
400 g Eismeerkrabben
400 g Möhren
1 Bund Dill, 2 Zwiebeln
Salz und Pfeffer, 4 EL Öl,4 Eier

Zubereitung:

Der Staudensellerie wird geputzt und anschließend in feine Scheiben geschnitten. Die Möhren werden ebenso geputzt, geschält und in ca. 1/2 cm große Würfel geschnitten. Nun können die Zwiebeln geschält und in feine Würfel geschnitten werden. Anschließend werden diese in einer Pfanne mit 2 EL Öl für ca. 2 - 3 Minuten glasig gedünstet. Danach werden der Staudensellerie und die Möhren hinzugegeben und alles wird für weitere 3 - 4 Minuten gedünstet. Der Backofen wird auf 200 °C Ober- Unterhitze oder 180 °C Umluft vorgeheizt. Jetzt werden die Eier in eine Schüssel gegeben und mit Salz und Pfeffer verquirlt. Anschließend kann ca. 3/4 des feingehackten Dills hinzugegeben werden. Das Gemüse wird mit der Eimasse übergossen und mit der Pfanne auf ein Rost für ca. 15 Minuten zum Stocken in den Backofen gestellt werden. Der restliche Dill wird mit den Eismeerkrabben vermischt und nach Ablauf der 15 Minuten über das Bauernfrühstück verteilt. Diese kann jetzt mit den Gewürzgurken serviert werden.

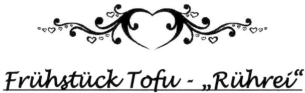

Frühstück Tofu - „Rührei"

Zutaten für 1 - 2 Portionen:
Schnittlauchröllchen nach Bedarf
100 g Tomaten
1 TL Hefeflocken
1 Zwiebel
Frisch gemahlener schwarzer Pfeffer
1 Knoblauchzehe
1/4 TL Kala Namak (schwarzes Salz)
1 EL Öl
1 TL Currypulver
400 g Natur Tofu
100 g Pflanzensahne

Zubereitung:
Die Tomaten waschen und würfeln. Anschließend die Zwiebel und
die Knoblauchzehe schälen und ebenfalls fein würfeln. Die Tomaten
werden in einer Pfanne mit Öl angedünstet. Danach werden die
Zwiebel und die Knoblauchzehe hinzugefügt. Der Tofu wird mit den
Händen zerbröselt und ebenfalls in die Pfanne zum Andünsten
gegeben. Alles wird mit der Sahne abgelöscht und mit den Gewürzen
abgeschmeckt. Zum Schluss kann das „Rührei" mit den
Schnittlauchröllchen bestreut und serviert werden.

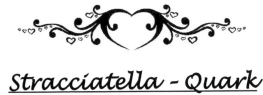

Stracciatella - Quark

Zutaten für 4 Portionen:
Etwas Mineralwasser
250 g Quark
1/2 TL Zimt
20 g geraspelte Zartbitterschokolade
1 Orange
10 g Kokosraspeln

Zubereitung:
Die Orange schälen und in kleine Würfel schneiden. Anschließend alle weiteren Zutaten in eine Schüssel geben und miteinander verrühren. Zum Schluss werden die Orangenstücke untergehoben und der Quark kann serviert werden.

Trinkmüsli mit Erdbeeren

Zutaten für ca. 2 Gläser:
2 EL Haferflocken
10 reife Erdbeeren
1/2 TL Vanillezucker
2 EL Joghurt (1,5% Fett)
150 ml Milch (1,5% Fett)

Zubereitung:
Die Erdbeeren werden gewaschen und in kleine Stücke geschnitten. Anschließend werden diese mit den restlichen Zutaten in einen Mixer gegeben und zusammen püriert. Das Getränk kann danach sofort serviert werden.

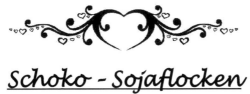

Schoko - Sojaflocken

Zutaten für 1 Blech:
20 g Kakaopulver
50 g Soja – Kerne
1 TL flüssiger Süßstoff
150 g Soja – Flocken
4 EL Wasser

Zubereitung:
Der Kakao wird mit dem Süßstoff und dem Wasser verrührt, bis sich der Kakao vollständig aufgelöst hat und keine Klümpchen mehr zu sehen sind. Nun werden die Soja - Flocken und die Soja - Kerne hinzugegeben und alles gut miteinander verrührt. Die Masse wird jetzt auf ein mit Backpapier belegtes Backblech gleichmäßig verteilt und bei 200 °C Ober- Unterhitze für ca. 25 Minuten geröstet. Nach Ablauf der 25 Minuten können die Flocken aus dem Backofen zum Auskühlen genommen werden.

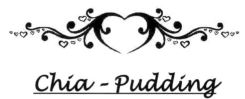

Chia - Pudding

Zutaten für 4 Portionen:
1/2 TL Honig
100 ml Milch
1 TL Erdnussmus
100 g Quark
2 EL Chiasamen
80 g Himbeeren
10 g Cashewnüsse

Zubereitung:
Die Milch und den Quark zusammen verrühren. Anschließend die
Chiasamen, das Erdnussmus und den Honig dazugeben und
miteinander verrühren. Die Masse in ein verschließbares Glas geben
und über Nacht quellen lassen. Am nächsten Tag wird das Glas
nochmals kräftig durchgerührt und de Beeren sowie die Nüsse erden
hinzugegeben. Der fertige Pudding kann serviert werden.

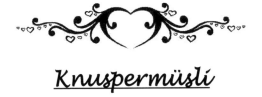

Knuspermüsli

Zutaten für 4 Portionen:
Süßstoff
10 Tassen Kokosflocken
1 Tasse Sonnenblumenkerne
1/2 Tassen Mandelmehl
2 Tassen Mandeln gehackt
1 Tasse Kürbiskerne
8 Eiweiß

Zubereitung:
Das Eiweiß wird mit dem Süßstoff verquirlt. Die restlichen Zutaten
werden in eine Schüssel gegeben und mit dem Eiweiß vermischt. Die
Masse wird nun auf ein mit Backpapier belegtes Backblech gegeben
und bei 135 °C für ca. 60 Minuten gebacken. Nach ca. 30 Minuten
sollte das Müsli im Backofen umgerührt werden, damit dieses
gleichmäßig knusprig wird. Nach Ablauf der Backzeit sollte das Müsli
goldbraun sein und kann aus dem Ofen genommen und serviert
werden.

Waffeln

Zutaten für 6 Waffeln:

Etwas Zucker

60 g Butter

6 EL Eiweißpulver

100 g Quark

2 EL Öl

4 Eier

Puderzucker und Früchte nach Bedarf

Zubereitung:

Die Butter in einem Topf zum Schmelzen geben und kurz abkühlen lassen. Danach wird die geschmolzene Butter mit dem Quark und dem Öl in einer Schüssel verrührt. Nun werden die Eier, das Eiweißpulver und der Zucker dazugeben und alles miteinander verrührt. Der fertige Teig kann jetzt portionsweise in ein Waffeleisen gegeben werden und darin gebacken werden. Die fertigen Waffeln können nach Bedarf mit Puderzucker bestreut und mit den Früchten serviert werden.

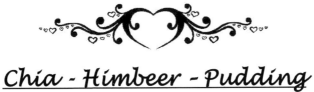

Chia - Himbeer - Pudding

Zutaten für 5 Portionen:
400 g Himbeeren
500 ml Haselnussmilch
6EL Zucker, 90 g Chiasamen
1 Pck. Vanillezucker

Zubereitung:
Der Chiasamen wird in die Milch gegeben und all 10 Minuten für insgesamt 24 Minuten verrührt. In der Zwischenzeit können die Himbeeren püriert und durch ein Sieb gestrichen werden. Die pürierten Himbeeren werden mit dem Zucker und dem Vanillezucker zu der Milch und dem Chiasamen gegeben. Der Pudding wird jetzt für 2 - 3 Stunden in den Kühlschrank gestellt, damit dieser fest werden kann.

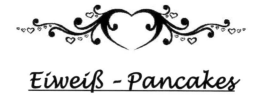

Eiweiß - Pancakes

Zutaten für 4 Portionen:
2 - 3 Spitzer Süßstoff nach Bedarf
2 Eier
20 g Frischkäse
50 ml Milch
20 g Vanille Eiweißpulver
Eine Prise Backpulver

Zubereitung:
Alle Zutaten werden in einer Schüssel zu einem cremigen Teig
verrührt. Anschließend wird der Teig portionsweise in eine Pfanne
gegeben. Die Pancakes werden von beiden Seiten goldbraun
gebraten und aus der Pfanne genommen.

Nuss - Nugat - Creme

Zutaten für 4 Portionen:
Öl nach Bedarf, Vanillearoma
10 g Backkakao, 50 g geriebene Haselnüsse
Flüssigsüßstoff

Zubereitung:
Der Kakao wird mit den geriebenen Haselnüssen in eine Schüssel gegeben und zusammen mit dem Vanillearoma und ein paar Tropfen des Süßstoffs verrührt. Danach wird alles mithilfe eines Handmixers zu einer Masse gemixt. Nun wird diese Masse mit dem Süßstoff abgeschmeckt. Danach kann etwas Öl hinzugefügt werden, bis die Masse die gewünschte Konsistenz erreicht hat. Zum Schluss werden noch geriebene Haselnüsse nach Bedarf hinzugefügt und untergerührt.

Zimtbutter

Zutaten für 4 Portionen:
1 TL Zimt
125 g Butter (weich)
1 EL flüssiger Süßstoff

Zubereitung:
Alle Zutaten werden in eine Schüssel gegeben und miteinander verrührt. Danach wird die Masse abgedeckt und für mindestens eine Stunde in den Kühlschrank gestellt. Nach einer Stunde kann die Butter serviert werden.

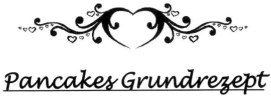

Pancakes Grundrezept

Zutaten für 4 Portionen:
Beeren nach Wahl
100 g Frischkäse
Agavendicksaft oder Sahne
40 g Mascarpone
10 g Gluten
4 Eier
40 g Eiweißpulver

Zubereitung:
Alle Zutaten, bis auf den Agavendicksaft oder die Sahne und die Beeren, in eine Schüssel geben und miteinander verrühren. Der Teig wird nun portionsweise in eine Pfanne gegeben und die kleinen Pfannkuchen werden von beiden Seiten goldgelb gebraten. Die Sahne steif schlagen und zusammen mit den Beeren als Topping auf die fertigen Pancakes verteilen. Alternativ können die Beeren auch mit dem Agavendicksaft auf die Pancakes gegeben werden.

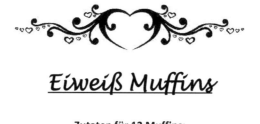

Eiweiß Muffins

Zutaten für 12 Muffins:
Süßstoff
200 g gemahlene Mandeln
1 Pck. Backpulver
1 Pck. Diät-Puddingpulver
2 Eier
2 Eiweiß
2 EL Proteinpulver (Geschmack frei wählbar)
40 g Magerquark

Zubereitung:
Der Backofen wird auf 200 °C vorgeheizt. Das Eiweiß wird zusammen mit den 2 Eiern in eine Schüssel gegeben. Das Pudding- und Proteinpulver wird hinzugegeben und mit einem Schneebesen verrührt, bis eine schaumige Masse entsteht. Nun werden Backpulver und Magerquark hinzugefügt und mit dem Süßstoff abgeschmeckt.

Anschließend wird alles mit dem Handrührgerät auf höchster Stufe für ca. 2 Minuten verrührt, bis eine cremige Masse entstanden ist. Jetzt können die Mandeln unter die Masse gehoben werden. Der fertige Teig kann in eine eingefettete Muffinform oder in Einwegförmchen, mithilfe von zwei Esslöffeln, gefüllt werden. Die Muffins werden für ca. 20 Minuten auf mittlerer Schiene im Backofen gebacken. Nach Ablauf der Backzeit kann man mithilfe eines Zahnstochers in die Muffins stechen. Sollte kein Teig mehr kleben bleiben, sind diese fertig und können zum Abkühlen aus dem Ofen genommen werden.

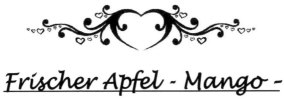

Frischer Apfel - Mango - Shake

Zutaten für 2 Gläser:
350 ml stilles Wasser
1/2 Apfel, Frische Minzblätter
1/2 Mango
Das Grüne von 2 Möhren
ca. 3 cm großes Stück Salatgurke

Zubereitung:
Das Obst schälen und in kleine Stücke schneien. Danach das Möhrengrün und die Gurke waschen und zusammen mit dem Obst, dem Wasser und den Minzblättern in einen Mixer geben. Alles wird so lange gemixt, bis eine cremige Konsistenz entstanden ist. Danach ist der Shake fertig.

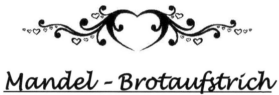

Mandel - Brotaufstrich

Zutaten für 4 Portionen:
Etwas Stevia oder anderer Zuckerersatz
150 ml Sahne
50 g gemahlene Mandeln
60 g Butter
2 EL Kakaopulver

Zubereitung:
Die Butter in einem Topf zum Schmelzen bringen und danach zum Abkühlen vom Herd nehmen. Anschließend die Sahne, die Mandeln und dem Kakaopulver in die geschmolzene Butter verrühren. Zum Schluss mit Stevia oder einem anderen Zuckerersatz abschmecken, und zum kompletten Auskühlen in den Kühlschrank stellen.

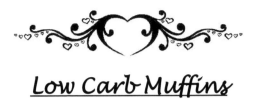

Low Carb Muffins

Zutaten für 2 Muffins:
1 Ei, 50 g Quark
1/2 TL Backpulver
30 g gemahlenes Mandelmehl
Süßstoff, 1 EL Kakaopulver, gestrichen

Zubereitung:
Alle Zutaten werden in eine Schüssel gegeben und mithilfe eines
Handrührgerätes zu einem glatten Teig verrührt und mit dem
Süßstoff abgeschmeckt. Der Teig kann nun mithilfe von zwei
Esslöffeln in Muffinförmchen verteilt werden. Diese werden
anschließend für 3 Minuten in der Mikrowelle gebacken. Nach Ablauf
der 3 Minuten kann mit einem Holzstäbchen in die Muffins
gestochen werden. Sollte kein Teig kleben bleiben, sind diese fertig.

Frische - Früchte - Mandel - Quark

Zutaten für ca. 2 Portionen:

3 EL Mineralwasser mit Kohlensäure
200 g Honigmelone
45 g Erythrit
100 g Himbeeren
30 g Mandelmus
30 g Mandelplättchen
Zimt bei Bedarf

Zubereitung:

Die Mandelplättchen in einer Pfanne ohne Öl goldgelb anrösten und das Erythrit dazugeben und unterrühren. Anschließend die Pfanne zum Abkühlen vom Herd stellen und immer wieder verrühren, damit die Mandelplättchen nicht zusammenkleben. Das Mandelmus, den Quark, das restliche Erythrit und das Wasser in eine Schüssel geben und zu einer cremigen Masse verrühren. Die Himbeeren gut waschen und die Honigmelone schälen und in kleine Stücke schneiden.

Anschließend werden die Früchte mit den Mandelplättchen über den Quark gestreut und kann serviert werden. Bei Bedarf kann der Quark mit Zimt abgeschmeckt werden.

Trinkmüsli mit Erdbeeren

Zutaten für ca. 4 Gläser:
300 ml Milch (1,5% Fett)
4 EL Haferflocken
20 reife Erdbeeren
1 TL Vanillezucker
4 EL Joghurt (1,5% Fett)

Zubereitung:
Die Erdbeeren waschen und in kleine Stücke geschnitten.
Anschließend werden diese mit den restlichen Zutaten in einen Mixer
gegeben und zusammen püriert. Das Getränk kann danach sofort
serviert werden.

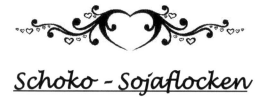

Schoko - Sojaflocken

Zutaten für 1 Blech:

½ TL flüssiger Süßstoff, 150 g Soja – Flocken

4 EL Wasser, 50 g Soja – Kerne

20 g Kakaopulver

Zubereitung:

Der Kakao wird mit dem Süßstoff und dem Wasser verrührt, bis sich der Kakao vollständig aufgelöst hat und keine Klümpchen mehr zu sehen sind. Nun werden die Soja - Flocken und die Soja - Kerne hinzugegeben und alles gut miteinander verrührt. Die Masse wird jetzt auf ein mit Backpapier belegtes Backblech gleichmäßig verteilt und bei 200 °C Ober- Unterhitze für ca. 25 Minuten geröstet. Nach Ablauf der 25 Minuten können die Flocken aus dem Backofen zum Auskühlen genommen werden.

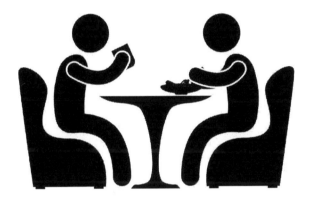

<u>MITTAG</u>

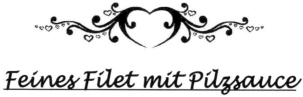

Feines Filet mit Pilzsauce

Zutaten für 2 Portionen:
300 g Schweinefilet
1 Schalotten, 200 g Pfifferlinge
100 ml Gemüse Fond
100 ml Sahne, ½ Knoblauchzehe
½ TL frischen Zitronensaft
Salz, Pfeffer
1 TL Olivenöl, 1 TL Butter

Zubereitung:
Den Backofen auf 80 ° C Umluft vorheizen. Anschließend die
Pfifferlinge abspülen, abtropfen lassen und mit einer kleinen Bürste
säubern, die Stielenden leicht abschneiden. Nun den Knoblauch und
die Schalotten putzen und fein würfeln. Das Schweinefilet vom Fett
und dem Silberstreifen befreien, kurz abwaschen und mit einem
Küchenkrepp trocken tupfen. Das Fleisch in gleich dicke Medaillons
schneiden und salzen und pfeffern. Etwas Öl in einen Bräter geben
und das Fleisch scharf für einige Minuten von allen Seiten anbraten.
Anschließend die Filetstücke mit einem Küchenkrepp abtupfen und in
Alufolie eingeschlagen zum Ruhen in den Ofen geben. Nun kommt
die Butter in den Bräter und anschließend die Schalotten, der
Knoblauch und die Pfifferlinge zum Anbraten. Die Gemüsemischung
mit dem Fond ablöschen, die Sahne hinzugeben und alles aufkochen
lassen. Die Sauce nun würzen und mit Zitronensaft abschmecken. Die
Sauce bis zur Hälfte einkochen lassen, anschließend die Filetstücke
für 5 Minuten Kochzeit in die Sauce geben und anschließend
servieren.

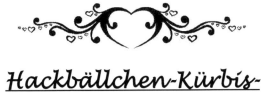

Hackbällchen-Kürbis-Auflauf

Zutaten für 4 Portionen:

Für die Hackbällchen:

500 Gramm Hackfleisch (kann Schwein oder Halb und Halb sein)
2 TL Thymian (getrocknet oder frisch), 1 TL Paprikapulver (scharf)

Für die Basis:

1 Kilo Kürbis (geschält und in mundgerechte Stücke geschnitten)
15 ml Olivenöl, 1 TL Paprikapulver (scharf)
400 Gramm Kirschtomaten (gewaschen und halbiert)
50 Gramm Käse (gerieben. Zum Beispiel Appenzeller oder Gouda)
50 Gramm Frischkäse

Zubereitung:

Backofen auf 180 Grad Umluft vorheizen. Hackfleisch mit dem
Thymian und dem Paprikapulver vermischen, salzen und pfeffern.
Aus dem Hackfleisch kleine Bällchen – ca. 3 bis 4 cm Durchmesser –
formen. In eine Auflaufform legen. Die Kürbisstücke in eine separate
Auflaufform geben. Mit Salz, Pfeffer und dem Paprikapulver
bestreuen. Olivenöl dazugeben und alles gut vermischen. Beide
Auflaufformen zusammen für knapp 20 Minuten in den Backofen
schieben. Die Hackbällchen ruhig zwischendurch mal umdrehen,
damit sie von allen Seiten Farbe bekommen. Nach 20 Minuten beide
Auflaufformen herausnehmen. Den Frischkäse in die Auflaufform mit
den Hackbällchen geben und gut vermischen. Den Sud nicht
abschütten, sondern mit dem Frischkäse vermischen. Die
gebackenen Kürbisstücke vorsichtig unter die Hackbällchen heben.
Anschließend noch die Kirschtomaten dazugeben und ebenfalls
vorsichtig unterheben. Das Ganze mit dem geriebenen Käse
bestreuen und nochmal für 15 Minuten in den Backofen schieben.

Birnen-Rotkraut-Salat

Zutaten für 4 Portionen:
1 Birne
1 kleines Stück Ingwer
1 TL Rohrzucker
100 ml Holundersaft
1-2 EL Rosinen
100 ml Portwein
400 g Rotkohl
1 TL Balsamico-Essig, rot
1 EL Gänseschmalz
Zimt, Anis
Fenchel, Nelke
Salz, Pfeffer

Zubereitung:
Schneiden Sie den Strunk vom Rotkraut ab und schneiden oder hobeln Sie das Rotkraut in feine Streifen. Jetzt schälen Sie die Birne, entfernen das Kerngehäuse, vierteln diese und schneiden diese in feine Scheiben. Anschließend schälen Sie den Ingwer und schneiden ihn ebenfalls in sehr feine Stücke. Setzen Sie nun den Portwein, zusammen mit dem Holundersaft, dem Ingwer, dem Rohrzucker und den Rosinen auf und lassen Sie das Ganze aufkochen. Geben Sie das Rotkraut und das Schmalz dazu und lassen Sie alles für 20 bis 30 Minuten leicht köcheln. Nun füllen Sie alles in eine Schüssel, geben je eine Messerspitze Fenchel, Nelke, Anis, Zimt, Salz und Pfeffer dazu und verrühren alles vorsichtig. Zum Schluss heben Sie die Birnenscheiben und den Essig unter den Krautsalat. Der Salat passt perfekt zu einem herzhaften Stück Fleisch und kann sowohl kalt als auch warm genossen werden.

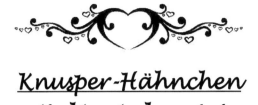

Knusper-Hähnchen italienischer Art

Zutaten für 1 Portion:
1 Hähnchenbrust
1 Knoblauchzehe
1 Chilischote
¼ TL Rosmarin, getrocknet
½ EL Olivenöl
15 ml Balsamico-Essig

Zubereitung:
Hacken Sie den Knoblauch und die Chilischote klein und mischen sie
beides mit Rosmarin, Salz und Pfeffer. Nun beträufeln Sie die
Hähnchenbrust mit Öl und reiben Sie von beiden Seiten mit der
Gewürzmischung ein. Geben Sie das Fleisch jetzt in die Pfanne und
lassen Sie es von jeder Seite ca. 6 Minuten braten. Rühren Sie etwa 1
EL Wasser mit ein, falls der Bratensaft am Pfannenboden haftet. Zum
Schluss beträufeln Sie die Hähnchenbrust noch mit etwas Balsamico-
Essig.

Schnelle Champignon-Pfanne mit Frischkäse

Zutaten für 2 Portionen:

250 g Frischkäse mit Kräutern
500 g Champignons, frisch
2 Bund Frühlingszwiebeln
1 Knoblauchzehe
Gemüsebrühe
Olivenöl
Pfeffer

Zubereitung:

Putzen Sie die Champignons und schneiden Sie diese in Scheiben. Hacken Sie außerdem die Frühlingszwiebeln und den Knoblauch klein. Jetzt braten Sie alle 3 Zutaten in einer Pfanne mit heißem Olivenöl an, bis das Gemüse goldbraun ist. Je nachdem wie flüssig Sie die Sauce haben möchten, gießen Sie etwas Gemüsebrühe hinzu. Lassen Sie das Ganze auf mittlerer Hitze köcheln, rühren Sie den Frischkäse ein und lassen Sie diesen ein wenig einkochen. Schmecken Sie das Gericht zum Schluss mit Pfeffer ab. Lecker und schnell!

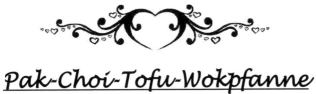

Pak-Choi-Tofu-Wokpfanne

Zutaten für 2 Portionen:
3 EL Pflanzenöl
1 Zwiebel
3 Knoblauchzehen
250 g Tofu
250 g Baby-Pak-Choi
250 g Patissons
250 g Zucchini
200 g Kirschtomaten
4 cm Ingwer
1 EL Tamarisauce
120 ml Gemüsebrühe
1 EL Limettensaft, Salz und Pfeffer

Zubereitung:
Den Tofu abtropfen lassen, inzwischen die Zucchini und Patissons
waschen und würfeln. Tomaten waschen und halbieren. Ingwer
schälen und fein reiben, Limetten auspressen. Tofu würfeln. Pak-Choi
waschen, Knoblauch und Zwiebel schälen und anschließend hacken.
2 EL Öl im Wok erhitzen. Zwiebel und Knoblauch unter Rühren bei
mittlerer Hitze goldgelb anschwitzen. Tofu-Würfel zugeben und leicht
anbräunen. Patissons, Pak-Choi, Zucchini und Tomaten untermischen
und mitgaren. Das Tofu-Gemüse aus dem Wok nehmen,
beiseitestellen. Restliches Öl erhitzen. Ingwer und Tamarisauce 2
Minuten andünsten, Brühe angießen und zum Kochen bringen. Hitze
reduzieren und Sauce 10 Minuten köcheln lassen. Limettensaft
zugeben und mit Salz und Pfeffer würzen. Tofu-Gemüse hinzufügen
und etwa 2 Minuten erhitzen. Lecker asiatisch!

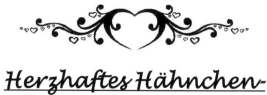

Herzhaftes Hähnchen-Gulasch

Zutaten für 2 Portionen:
500 g Champignons
2 Paprika, 2 Zwiebeln
500 g Hähnchenbrust
Peperoni nach Geschmack
20 g Schnittlauch, 20 g Petersilie
½ l fettarme Milch, ¼ l Gemüsebrühe
2 EL Tomatenmark
Salz, Pfeffer, Paprikagewürz
Cayennepfeffer oder getrocknete Peperoni
Chilipulver

Zubereitung:
Das Fleisch in Scheiben schneiden, portionsweise anbraten und
Beiseite legen. Nun putzen und würfeln Sie die Champignons.
Anschließend schälen und würfeln Sie die Zwiebeln. Zum Schluss
putzen Sie die Paprika und schneiden sie in Streifen. Dann braten Sie
der Reihe nach die Zwiebeln, Paprika und die Champignons kurz an
und geben das Fleisch hinzu. Streuen Sie ein wenig Mehl in die
Pfanne. Unter ständigem Wenden, schwitzen Sie das Ganze für 2 bis
3 Minuten an und geben schließlich das Paprikapulver, Salz, Pfeffer
und das Tomatenmark dazu. Verrühren Sie alles gut, bis das Mehl
nicht mehr zu sehen ist und geben Sie die Gemüsebrühe und die
Milch dazu. Lassen Sie das Ganze für 45 Minuten leicht köcheln und
gießen Sie gegebenenfalls Brühe hinzu, schließlich soll es ein Gulasch
und kein Geschnetzeltes werden. Zum Schluss schmecken sie das
Ganze mit den restlichen Gewürzen ab und lassen das Gulasch eine
Stunde ziehen, damit sich die Flüssigkeit reduziert. Mein Favorit!

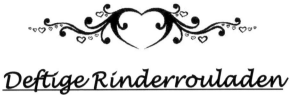

Deftige Rinderrouladen

Zutaten für 2 Portionen:
2 Stangen Staudensellerie
1 Möhre
30 g getrocknete Feige
2 kleine Zwiebeln
2 EL Olivenöl
Salz
Pfeffer
2 Tomaten
300 g Rumpsteak (in 4 dünnen Scheiben)
1 ½ EL Ras el hanout
250 ml Geflügelbrühe
1 EL gehackte Mandeln

Zubereitung:
Schneiden Sie die Feigen in kleine Würfel und schälen Sie die
Zwiebel. Diese schneiden Sie ebenfalls in feine Würfel und geben Sie
anschließend in eine Pfanne mit etwas Öl, bis sie glasig sind. Geben
Sie die Feigenwürfel nun ebenfalls in die Pfanne und würzen Sie alles
mit Salz und Pfeffer. Nehmen Sie die Pfanne vom Herd und lassen Sie
die Zwiebel-Feigen-Mischung auskühlen. Jetzt putzen Sie den
Staudensellerie, waschen und schälen ihn. Anschließend schälen Sie
die Möhren und schneiden sie in kleine Würfel. Die Tomaten
waschen und vierteln Sie. Achten Sie dabei darauf, dass die die Kerne
und Stielansätze herausschneiden. Legen Sie jetzt die Rumpsteaks
zwischen Klarsichtfolie und klopfen Sie das Fleisch mit einem
Fleischklopfer dünn. Entfernen Sie nun die Folie, würzen Sie das
Fleisch mit Salz und Pfeffer und verteilen Sie anschließend die
Zwiebel-Feigen-Mischung auf den Steaks.

Rollen Sie die Fleischscheiben nun von der Querseite her auf (sodass
die Zwiebel-Feigen-Mischung im Inneren ist) und stecken Sie die
Fleischrollen mit Zahnstochern fest. Nun geben Sie die Rouladen in
die Pfanne, braten diese bei starker Hitze rundherum scharf an und
nehmen sie anschließend heraus. Geben Sie unter ständigem Rühren
die Möhren und den Sellerie in die Pfanne, braten Sie beides
ebenfalls kräftig an und würzen Sie das Ganze mit EL Ras el hanout.
Anschließend geben Sie die Tomaten in die Pfanne und löschen alles
mit 250 ml Geflügelbrühe ab. Lassen Sie alles für eine Minute
aufkochen und geben Sie nun die Rouladen in die Pfanne. Zugedeckt
und bei mittlerer Hitze, lassen Sie die Rouladen nun schmoren und
wenden Sie sie zwischendurch. Währenddessen geben Sie die
Mandeln in eine weitere Pfanne mit ganz wenig Öl und rösten diese
goldbraun. Richten Sie die Rouladen auf einer Platte oder Tellern an,
schöpfen Sie etwas Sauce darüber und bestreuen Sie das Gericht mit
den gerösteten Mandeln. Mit Minzblättern können Sie das Gericht
auch garnieren.

Pikanter Käse-Tomaten-Salat

Zutaten für 4 Portionen:
500 g Cocktailtomaten
1 Becher Natur-Joghurt
½ Becher Schmand
400 g Käse (dänischer Hartkäse)
etwas Senf
Salz
Pfeffer
Paprikapulver

Zubereitung:
Würfeln Sie zunächst den Käse und die Tomaten. Nun verrühren Sie den Schmand und den Joghurt in einer extra Schüssel miteinander und schmecken das Ganze mit Salz, Pfeffer, Paprikapulver und etwas Senf ab. Geben Sie nun den Käse und die Tomaten in die Schüssel und lassen Sie den Salat für etwa 30 Minuten im Kühlschrank ziehen. Ein leckerer Salat, der Ihnen garantiert schmecken wird.

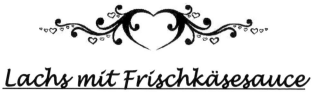

Lachs mit Frischkäsesauce

Zutaten für 4 Portionen:

800 g Zucchini

2 Zwiebeln

3 EL Öl

600 g Lachsfilets

Salz

Pfeffer

300 g Kräuterfrischkäse

12 EL Milch

Zubereitung:

Die Zucchini putzen, der Länge nach halbieren und quer in 1/ 2 cm dicke Scheiben schneiden, danach die Zwiebel würfeln. Olivenöl in einer beschichteten Pfanne erhitzen und die Zucchini und die Zwiebeln 3 Minuten anbraten. Das Lachsfilet in gleiche Stücke schneiden und mit Salz und Pfeffer würzen. Zucchini-Zwiebeln ebenfalls mit Salz und Pfeffer würzen und an den Pfannenrand schieben. Etwas Olivenöl in der Pfanne verlaufen lassen, Lachs in die Pfanne geben und von beiden Seiten 1 Minute anbraten. Nun können Sie die Zucchini in der Pfanne wieder verteilen, den Lachs darauflegen und den Kräuterfrischkäse (nicht alles!) mit einem Teelöffel auf dem Lachs verteilen. Den Rest Kräuterfrischkäse mit Milch verrühren und über die Zucchini geben. Lachs in der geschlossenen Pfanne 3-4 Minuten noch gar ziehen lassen.

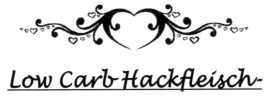

Low Carb Hackfleisch-Burger

Zutaten für 3 Burger:
25 g Sesamkörner
700 g Rinderhackfleisch
3 Eigelb, 3 Eiweiß, steif geschlagen
85g Frischkäse, etwas Backpulver
etwas Salz, Paprikapulver
2 Gewürzgurken
30 ml Ketchup, light
2 Tomaten
20 ml Worcester Sauce

Zubereitung:
Heizen Sie den Ofen auf 150 Grad (Ober- und Unterhitze) vor.
Trennen Sie währenddessen die Eier voneinander und schlagen Sie
das Eiweiß mit Backpulver in einer Schüssel steif. Verrühren Sie in
einer weiteren Schüssel das Eigelb mit Frischkäse und Salz zu einer
cremigen Masse und rühren Sie den Eischnee darunter. Verteilen Sie
nun 6 große Kleckse dieser Masse auf ein mit Backpapier ausgelegtes
Backblech. 3 davon bestreuen Sie gleichmäßig mit Sesamkörner und
backen alles für 40 Minuten. In dieser Zeit vermengen Sie das
Hackfleisch, die Zwiebeln, Salz, Pfeffer, Paprikapulver und etwas
Worcester Sauce miteinander und formen daraus 3 flache, runde
Scheiben. Braten Sie das Hackfleisch und legen Sie es anschließend
auf die Brötchen. Zum Schluss bestreichen Sie das Hackfleisch mit
etwas Light-Ketchup, belegen es mit Gurken- und Tomatenscheiben
und klappen den Burger mit den Sesamhälften zu.

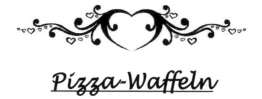

Pizza-Waffeln

Zutaten für 5 Waffeln:
1 EL klein geschnittene Salami
2 EL klein geschnittene Oliven
2 Eier
2 EL Proteinpulver
2 EL Sahnequark
1 EL geriebener Gouda
1 Schuss Sojamilch
1 Prise Salz
1 Prise Pfeffer
1 Prise Oregano

Zubereitung:
Vermischen Sie alle Zutaten in einer großen Schüssel zu einer Masse.
Anschließend heizen Sie das Waffeleisen auf. Nun geben Sie den Teig
portionsweise in das Waffeleisen. Wenn die Waffeln eine goldbraune
Kruste bilden, sind sie verzehrfertig.

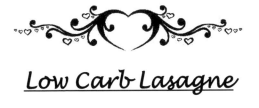

Low Carb Lasagne

Zutaten für 4 Portionen:
1 Bund Suppengemüse, 1 Zwiebel, 2 Knoblauchzehen, Salz
½ kg Hähnchenbrustfilet, 1 L Tomatenpüree, 1 Aubergine, 1 EL Butter
1 Dose Tomaten, gehackt, 125 ml Rotwein, trocken, 2 Lorbeerblätter
1 EL Majoran, 1 EL Oregano, 1 Zucchini, 1 Prise Muskatnuss, Pfeffer
1 Prise Thymian, getrocknet, , 1 frische Tomate, ¼ kg Blattspinat
150 g Büffelmozzarella, ¼ Liter Milch, 3 EL Dinkel-Vollkornmehl,

Zubereitung:
Raspeln Sie das Suppengemüse grob und zerhacken Sie die Zwiebel.
Braten Sie das Suppengemüse und die Zwiebeln in etwas Öl an und
geben Sie das Fleisch dazu. Verrühren Sie alles gut und geben Sie
Majoran, Lorbeerblätter, Oregano und Thymian dazu. Löschen Sie die
Bolognese mit Rotwein ab und geben Sie das Tomatenpüree, eine
gewürfelte Tomate, Salz und Pfeffer dazu. Lassen Sie das Ganze nun
auf mittlerer Stufe köcheln. Erhitzen Sie die Butter und geben Sie das
Dinkelmehl dazu. Anschließend rühren Sie die Milch und eine Prise
Muskatnuss unter, bis eine dicke Sauce entsteht. Lassen Sie die Sauce
bei leichter bis mittlerer Hitze leicht köcheln. Nun schneiden Sie die
Zucchini und die Aubergine in dicke Längsstreifen und legen die
Auflaufform mit den Zucchinistreifen aus. Bedecken Sie nun die
Zucchinischicht gleichmäßig mit Bolognese. Auf die Bolognese
verstreichen Sie die Sauce und verteilen als Nächstes die Aubergine
darauf. Nun verteilen Sie den Blattspinat darauf. Anschließend
wiederholen Sie diesen Vorgang: Zucchini, Bolognese, Sauce,
Aubergine, Blattspinat. Zum Schluss schneiden Sie die frische Tomate
in feine Scheiben, verteilen diese auf der Lasagne und streuen
Büffelmozzarella darauf. Stellen Sie die Lasagne für ca. 20 Minuten in
den vorgeheizten Backofen bei 180 Grad.

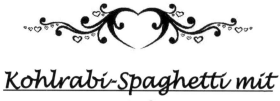

Kohlrabi-Spaghetti mit Tofu

Zutaten für 2 Portionen:
1 Paprika, gelb, 1 Bund Schnittlauch
1 TL Kurkuma Gewürz, gemahlen
4 Kohlrabi, 150 g Tofu, fest
1 Zwiebel, ½ Zitrone
Salz, Pfeffer

Zubereitung:
Zerbröseln Sie den Tofu mit einer Gabel und braten Sie den Tofu in einer Pfanne goldgelb an. Währenddessen hacken Sie die Zwiebeln klein, geben diese mit in die Pfanne und würzen alles mit Kurkuma. Waschen und würfeln Sie anschließend die Paprika und geben Sie diese mit in die Pfanne. Jetzt schälen Sie den Kohlrabi und schneiden ihn mit einem Spiralschneider zu Spaghetti. Geben Sie den Kohlrabi mit in die Pfanne, salzen Sie alles und lassen Sie das Ganze bei geschlossenem Deckel dünsten. Schneiden Sie den Schnittlauch klein und vermischen Sie ihn mit dem ausgepressten Zitronensaft. Wenn der Kohlrabi fertig gedünstet ist (sollte noch bissfest sein), stellen Sie die Herdplatte aus und geben Sie die Schnittlauch-Zitronen-Mischung in die Pfanne. Verrühren Sie alles gut und schmecken Sie das Ganze mit Pfeffer und Salz ab.

Lauch-Schinken-Omelett

Zutaten für 2 Portionen:
1 Packung gekochter Schinken
1 Stange Lauch
Butter, 3 Eier
100 g Creme Fraiche
50 ml Milch, 50 g Parmesan
2 Eigelb
Salz, Pfeffer und Muskat zum Abschmecken

Zubereitung:
Schneiden Sie den Lauch zunächst längs und anschließend in
Scheiben. Würfeln Sie den Schinken und geben Sie Lauch und
Schinken zusammen mit etwas Butter in eine kleine Pfanne. Kochen
Sie nun die Milch mit Creme Fraiche auf und rühren Sie etwa 2/3 des
Parmesans unter, damit er langsam schmilzt. Nehmen Sie das Ganze
vom Herd, geben Sie die Eier und das Eigelb hinzu und verrühren Sie
alles zu einer Masse. Schmecken Sie alles mit Salz, Pfeffer und
Muskat ab und heizen Sie den Backofen währenddessen auf 160
Grad vor. Die Masse, bestehend aus Eiern, Milch und Creme Fraiche
geben Sie über den Schinken und Lauch. Streuen Sie den restlichen
Parmesan über das Omelett und garen Sie es etwa 20 Minuten im
Backofen.

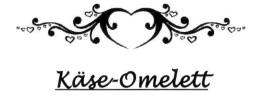

Käse-Omelett

Zutaten für 1 Portion:
2 Eier
½ TL Zitronensaft
1 TL Butter
Muskat
Salz, Pfeffer
2 EL geraspelter Bergkäse
2 EL Schnittlauchröllchen
Tomatenstückchen
Frühlingszwiebeln

Zubereitung:
Verrühren Sie die Eier mit Salz, Muskat, Pfeffer und dem Zitronensaft und geben Sie etwas Butter in eine Pfanne. Geben Sie die Masse in die Pfanne und stellen Sie die Herdplatte auf geringe Hitze. Schwenken Sie die Pfanne regelmäßig hin und her, damit das Omelett nicht anbrennt. Wenn die Oberseite des Omeletts beginnt fest zu werden, bestreuen Sie das Omelett mit etwas Bergkäse und nehmen Sie die Pfanne vom Herd.

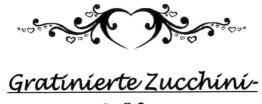

Gratinierte Zucchini-Hälften

Zutaten für 4 Portionen:

1 Blumenkohl, 3 Frühlingszwiebeln, 2 Knoblauchzehen, 4 Zucchini
2 EL Olivenöl, schwarzer Pfeffer
Salz, ½ Bund Petersilie
5 Zweige Oregano, 100 g veganer Streukäse
2-3 EL Gemüsebrühe (glutenfrei)

Zubereitung:

Den Blumenkohl waschen und trocknen. Die Röschen davon abtrennen und in einem Mixer (oder mit dem Messer) in reiskorngroße Stücke zerkleinern, in eine Schüssel geben. Frühlingszwiebeln waschen und ohne Wurzelansätze klein schneiden. Knoblauch schälen und fein würfeln. Zucchini waschen, der Länge nach halbieren und das Fruchtfleisch mit einem Löffel herauslösen (der Rand sollte ½ Zentimeter betragen). Die Hälfte des Zucchinifleischs klein hacken. Den Backofen auf 200°C vorheizen. Eine große ofenfeste Form mit 1 EL Öl auspinseln. Einen weiteren EL Öl in einer Pfanne erhitzen und Frühlingszwiebeln, Zucchinifruchtfleisch und Knoblauch etwa 5 Minuten darin braten. Mit Salz und Pfeffer würzen. Petersilie und Oregano waschen und trocken schütteln, Blätter abzupfen und fein hacken. Die Kräuter, Zucchinimischung und 50 g Streukäse zum Blumenkohlreis geben und vermengen. Mit Salz und Pfeffer würzen. Die Zucchinihälften nebeneinander in die Form legen. Die Blumenkohlmischung gleichmäßig in die Hälften verteilen, mit Brühe beträufeln und den restlichen Streukäse darauf verteilen. Die Zucchini im Ofen auf der mittleren Schiene etwa 30 Minuten backen.

Süßkartoffelscheiben belegt mit Avocado und Ei

Zutaten für 2 Portionen:
200 g Süßkartoffel
2 Avocados, 4 Eier
4 EL Olivenöl, 1 TL Sesam
Saft einer halben Zitrone
Pfeffer
Salz
Bei Bedarf etwas Chilipulver oder frische Chilischoten

Zubereitung:
Eier circa zehn Minuten hart kochen. Avocados um den Kern herum halbieren. Kern entfernen und mit einem Teelöffel das Fruchtfleisch an einem Stück herauslösen. Danach zwei Avocadohälften in Scheiben schneide, mit etwas Zitronensaft beträufeln und den Rest mit einer Gabel in einer kleinen Schüssel zerdrücken. Die Avocadomasse ebenfalls mit Zitronensaft beträufeln sowie mit Salz und Pfeffer würzen. Wer es scharf mag, fügt zudem etwas Chilipulver oder frisch gehackte Chilischote hinzu. Süßkartoffeln waschen und in dicke Scheiben schneiden. Danach auf ein mit Backpapier ausgelegtes Backblech legen und für 10-15 Minuten auf mittlerer Schiene bei 150 Grad garen lassen. Olivenöl in einer Grillpfanne erhitzen und die Süßkartoffeln darin anbraten, bis Röststreifen erkennbar sind. Die Masse gleichmäßig auf den Süßkartoffelscheiben verteilen und glattstreichen. Danach mit den Avocadoscheiben und den geviertelten Eiern belegen.
Zum Abschluss Sesam über die Süßkartoffelscheiben streuen und gegebenfalls mit Salz und Pfeffer nachwürzen.

Gemüse One Pot mit Hühnchen

Zutaten für 2 Portionen:

70 g Quinoa, 180 g Hähnchenbrustfilet, 240 g Zucchini
2 Frühlingszwiebel, 160 g rote Paprika, 2 – 4 EL Rapsöl, 1 TL Butter
1 Lorbeerblatt, ¼ TL Kurkuma, Salz, Pfeffer, Paprikapulver
ein paar Spritzer Limettensaft

Zubereitung:

Den Quinoa in einen kleinen Topf geben. Etwas Salz, das
Lorbeerblatt, Kurkuma und die Butter dazugeben. Mit 140 ml
kochendem Wasser übergießen. Einmal kurz umrühren und mit
geschlossenem Deckel 5 Minuten ziehen lassen. Den Deckel öffnen,
das Lorbeerblatt herausnehmen und noch einmal kurz durchrühren.
Beiseitestellen. 1 EL Rapsöl in einer beschichteten Pfanne erhitzen.
Das Hähnchenbrustfilet trocken tupfen und mit der Hand etwas platt
klopfen. Mit Salz, Pfeffer und Paprikapulver würzen. In der heißen
Pfanne von jeder Seite 3 Minuten braten. Herausnehmen und die
Pfanne nicht auswischen. (Wenn Sie Hähnchenfleisch vom Vortag
benutzen fällt dieser Schritt aus.) Zucchini in Würfel schneiden.
Frühlingszwiebel in dünne Ringe schneiden und die Paprika würfeln.
In die Pfanne, in der das Hähnchenbrustfilet angebraten wurde, 1 – 2
EL Rapsöl geben. Das Gemüse hineingeben und 4 – 5 Minuten unter
Rühren braten. Den Quinoa dazugeben und gut untermischen. Das
Gemüse mit dem Quinoa in zwei gut verschließbare Behälter
aufteilen. Das Hähnchenfleisch teilen und in mundgerechte Stücke
schneiden. Auf die beiden Behälter verteilen. Sojasoße mit
Limettensaft mischen und über die Portionen träufeln. Bis zum
Verzehr kühl lagern.

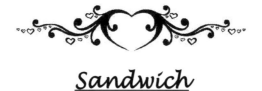

Sandwich

Zutaten für 1 Portion:
2 Low Carb Brotscheiben
2 Scheiben Schinken
1 Scheibe Käse
2 Blätter Kopfsalat
1/2 Tomate
1 Gewürzgurke
1-2 TL Butter (zum Bestreichen)

Zubereitung:
Toasten Sie die Low Carb Brotscheiben und bestreichen Sie die Scheiben anschließend mit Butter. Belegen Sie eine Scheibe mit Salatblättern, Wurst und Käse, sowie Tomaten- und Gewürzgurkenscheiben. Anschließend bedecken Sie das Sandwich mit der zweiten Scheibe Brot und teilen es diagonal in zwei Dreiecke.

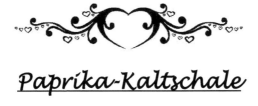

Paprika-Kaltschale

Zutaten für 4 Portionen:
5 Paprika, rot
2 EL Olivenöl
1 Zwiebel
1 Zehe Knoblauch, frisch
1 Stück Ingwer, mittelgroß
2 TL Rote-Paprika
750 ml Wasser
1 EL Gemüsebrühe (Pulver)
Petersilie
4 TL Creme Fraiche
Salz, Pfeffer

Zubereitung:
Schälen und würfeln Sie den Knoblauch, die Zwiebel und den Ingwer. Waschen Sie danach die Paprika und schneiden Sie diese in grobe Stücke. Dünsten Sie nun den Knoblauch, die Zwiebeln und die Paprika in heißem Öl an. Die Paprika dünsten Sie anschließend kurz mit an. Nun geben Sie Salz, Rote-Paprika und Knoblauch dazu und gießen 750 ml Wasser (+ 1 EL Brühe) dazu. Kochen Sie das Ganze auf und lassen Sie die Suppe für 5 Minuten köcheln. Anschließend pürieren Sie die Suppe mit einem Pürierstab und nehmen den Topf vom Herd. Stellen Sie die Suppe für ca. 2 Stunden kalt. Währenddessen waschen und hacken Sie die Petersilie klein. Schmecken Sie die Suppe ab und würzen Sie ggf. nach. Richten Sie die Suppe schließlich auf Tellern an und geben Sie etwas Creme Fraiche darauf, den Sie als Schlieren in die Suppe rühren. Streuen Sie anschließend die Petersilie über die Kaltschale.

Pikanter Wachsbohnensalat

Zutaten für 4 Portionen:

2 Gläser Wachsbohnen
2 Knoblauchzehen
1 kleine Chilischote
3 EL Zitronensaft
4 EL Olivenöl
2 TL Salz
2-3 TL Kokosblütenzucker oder Xylit
1 Bund Petersilie
10 Cherrytomaten

Zubereitung:

Wachsbohnen abtropfen lassen. Knoblauch und Chilischote fein hacken und mit dem Zitronensaft, Öl, Salz und Süßungsmittel zu einer Vinaigrette verrühren. Mit den Wachsbohnen vermengen. Cherrytomaten waschen und vierteln, Petersilie ebenfalls waschen und hacken. Beides unterheben und den Salat etwa eine Stunde im Kühlschrank ziehen lassen.

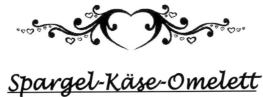

Spargel-Käse-Omelett

Zutaten für 2 Portionen:
250 ml Milch
8 Stangen Spargel
4 Scheiben Käse (Scheibletten)
3 Eier
75 g Mehl
2 EL Öl
evtl. Sauce Hollandaise
Paprikapulver
Petersilie, Salz, Pfeffer

Zubereitung:
Verrühren Sie die Milch, die Eier und das Mehl zu einem glatten Teig und würzen Sie diesen. Nun lassen Sie den Spargel für ca. 3 Minuten in heißem Wasser blanchieren. Braten Sie den Spargel anschließend in einer Pfanne ohne Öl von allen Seiten an, nehmen Sie ihn heraus und stellen Sie ihn vorerst beiseite. Backen Sie nun mit je 1 EL Öl aus dem Teig 2 Omeletts. Auf jedes Omelett geben Sie 2 Scheibletten und vier Stangen Spargel. Rollen Sie das Ganze auf und schneiden Sie es jeweils in 4 gleich große Stücke. Bestreichen Sie je nach Geschmack die Teigrollen mit Sauce Hollandaise und lassen Sie das Ganze für 15 Minuten bei 150 Grad backen.

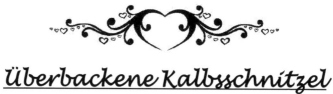

Überbackene Kalbsschnitzel

Zutaten für 2 Portionen:
2 Kalbsschnitzel a 150 bis 200 Gramm
200 g Käse (gerieben, zum Beispiel Gouda oder Cheddar)
200 g Tomaten (gewaschen und in Scheiben geschnitten)
2 EL Olivenöl
eine Prise Muskatnuss (frisch gerieben)
eine Prise Paprikapulver

Zubereitung:
Backofen auf 200 Grad vorheizen (Grillfunktion). Schnitzel waschen
und abtrocknen. Mit dem Paprikapulver, der Muskatnuss, Salz und
Pfeffer von beiden Seiten gut würzen. Öl in der Pfanne erhitzen und
die Schnitzel von beiden Seiten knapp 2 Minuten braten. Schnitzel in
eine flache Auflaufform legen. Tomatenscheiben darauf verteilen.
Darüber den Käse gleichmäßig streuen. Nochmal gute 15 bis 20
Minuten in den vorgeheizten Backofen schieben. Fertig sind sie,
wenn der Käse schön verlaufen ist und langsam an manchen Stellen
goldbraun wird.
Dazu passt ein leckerer Salat.

Wildlachs auf Gemüsespaghetti

Zutaten für 2 Portionen:
500 g Wildlachs
Salz, Knoblauchpfeffer, Muskatnuss
Kräutersalz, 1 EL Halbfettbutter
Pfeffer, Limettensaft, 2 kleine Zucchini
1 halbe Steckrübe
Öl

Zubereitung:
Pressen Sie eine Limette aus und träufeln Sie den Saft über den Lachs. Anschließend würzen Sie den Fisch mit Salz und Pfeffer von beiden Seiten und lassen ihn ziehen. Nun waschen Sie die 2 Zucchini und schneiden den Anfang und das Ende ab. Halbieren Sie die Zucchinis und drehen Sie diese durch den Spiralschneider. Nun waschen und halbieren Sie die Steckrübe. Schälen Sie eine Hälfte und schneiden Sie sie in kleine Stücke, damit sie ebenfalls durch den Spiralschneider passen. Jetzt erhitzen Sie eine Pfanne mit Öl und braten den Lachs von jeder Seite 3 bis 4 Minuten an. Währenddessen erhitzen Sie die Butter in einer Pfanne (oder Wok) und schwenken die Gemüsespaghetti darin, bis der Fisch gar ist. Schmecken Sie das Gemüse mit Knoblauchpfeffer, Kräutersalz und Muskatnuss ab.

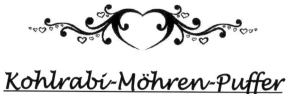

Kohlrabi-Möhren-Puffer

Zutaten für 16 Portionen/Puffer:
450 g Kohlrabi
450 g Möhren
schwarzer Pfeffer, Salz
6 gehäufte EL Kichererbsenmehl
6 EL Pflanzensahne (aus Soja oder Nuss)
2 TL getrocknete Liebstöckel
1 Bund Schnittlauch
50 ml Öl zum Braten

Zubereitung:
Möhren und Kohlrabi schälen, waschen und grob raspeln. 2 TL Salz
unterheben und 10 Minuten ruhen lassen. Inzwischen den
Schnittlauch waschen, trocknen und in feine Röllchen schneiden. Zu
der Mischung 2 TL Pfeffer, Kichererbsenmehl, Pflanzensahne,
Liebstöckel und zum Schluss Schnittlauch hinzufügen und gut
vermischen. Den Backofen auf 100°C vorheizen. 3 EL Öl in einer
Pfanne erhitzen und 3 gehäufte EL Masse in die Pfanne geben, dabei
einen Puffer von ca. 10 cm Durchmesser formen. Auf mittlerer Hitze
2-3 Minuten auf jeder Seite braten, danach mit Küchenpapier
entfetten und zum Warmhalten in den Backofen legen. Auf diese
Weise 16 Puffer braten.

Brokkoli-Hackfleisch-Auflauf

Zutaten für 4 Portionen:
250 g Rinderhackfleisch
200 g Käse, gerieben
2 Eier
500 g Brokkoli
1 Becher Sahne
1 Becher Schmand
Salz, Pfeffer

Zubereitung:
Würzen Sie das Hackfleisch mit Salz und Pfeffer und braten Sie es an. Nun schneiden Sie den Brokkoli in kleine Röschen und lassen diesen kurz in Salzwasser kochen. Achten Sie darauf, dass der Brokkoli bissfest bleibt. Fetten Sie jetzt die Auflaufform und schichten Sie das Hackfleisch und den Brokkoli auf. Verrühren Sie die Sahne mit den Eiern, dem Käse, dem Schmand und würzen Sie das Ganze mit Salz und Pfeffer. Anschließend geben Sie die Sauce in die Auflaufform. Backen Sie den Auflauf bei 180 Grad für 30 Minuten. Tipp: Decken Sie den Auflauf zu Beginn mit Alufolie ab, bevor Sie ihn in den Ofen geben.

Herzhafter Melonen-Tomaten Salat

Zutaten für 6 Portionen:
250 g Wassermelone, 1 ganze Honigmelone
250g Cherrytomaten, 1 Bund Minze

Zutaten für das Dressing:
10 EL Olivenöl, 2 Limetten
1 EL Honig, Salz und Pfeffer zum Abschmecken

Zubereitung:
Zunächst waschen Sie die Tomaten und halbieren Sie diese im Anschluss. Danach schälen Sie die Melonen und schneiden Sie sie in kleine Würfel. Die Tomaten anschließend mit den Melonenstücken vermengen und mit etwas Salz würzen. Die Schale anschließend mit Klarsichtfolie abdecken und 15 Minuten im Kühlschrank ziehen lassen. Für das Dressing pressen Sie zunächst die Limetten aus und verrühren den Saft anschließend mit dem Honig in einer anderen Schüssel. Nach und nach geben Sie nun langsam das Olivenöl hinzu und heben es unter den Honig-Limetten-Saft. Schmecken Sie das Dressing mit Salz und Pfeffer ab. Zum Schluss trennen Sie die Minzeblätter vorsichtig von den Stängeln und zerkleinern Sie die Blätter ein wenig. Dabei ist zu beachten, dass die Blätter nicht zu sehr zerdrückt werden.
Nun holen Sie die Melonen- und Tomatenwürfel aus dem Kühlschrank und geben das Dressing darüber. Alles gut miteinander vermengen. Zum Schluss die Minzeblätter darüber streuen und langsam unterheben.

Rührei zum Frühstück, Mittag- oder Abendessen

Zutaten für 2 Portionen:
6 Eier
20 ml Milch
20 g Butter
Pfeffer, Salz

Zubereitung:
Eier aufschlagen und in einer großen Schüssel zusammen mit der Milch verrühren. Mit Salz und Pfeffer würzen. Wer das Rührei etwas cremiger haben möchte, der ersetzt die Milch durch Sahne, Schmand oder ein anderes Milchprodukt mit hohem Fettgehalt. Butter in einer Pfanne zerlassen und die Eiermasse hinzufügen. Unter ständigem Rühren die Eiermasse zum Stocken bringen und danach servieren. Bei diesem Rezept handelt es sich um ein Grundrezept, welches beliebig erweitert werden kann. Manch einer röstet sich ein wenig Speck in der Pfanne an und gibt erst danach die Eiermasse hinzu, ein anderer hackt sich Schnittlauch oder Petersilie klein und rührt sie unter die Eiermasse. Auch das Hinzufügen von Käse oder klein gewürfeltem Gemüse ist möglich.

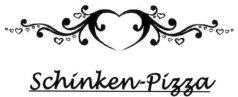

Schinken-Pizza

Zutaten für 3 Portionen:

4 Scheiben Schinken

600 g Mozzarella

100 g Parmesan, gerieben

100 g Frischkäse, fettarm

50 g Schlagsahne, 10% Fett

3 Eier

150 ml Tomatensoße

1 Knoblauchzehe, gerieben

Zubereitung:

Heizen Sie den Ofen auf 180 Grad vor und streichen Sie ein Backblech mit Öl aus. Schneiden Sie den Mozzarella in feine Scheiben und legen Sie das Backblech damit dicht aus. Behalten Sie den restlichen Käse für den späteren Belag. Nun verrühren Sie den Frischkäse, die Eier, den Parmesan, den Knoblauch und die Sahne miteinander und gießen die Masse über den Mozzarella. Lassen Sie alle für ca. 30 Minuten auf der tiefsten Stufe backen. Nach diesen 30 Minuten streichen Sie die Tomatensauce (oder fertige Pizzasauce) auf den Boden und belegen die Pizza mit Schinken und weiteren Zutaten (je nach Gusto). Lassen Sie die Pizza weitere 10 bis 15 Minuten backen, bis sie schön knusprig ist.

Fisch-Gemüse-Pfanne mit Kokos

Zutaten für 2 Portionen:

1 große Zwiebel, 100 g Brokkoli, frisch oder TK, Knoblauch
2 Frühlingszwiebel, 500 g Fischfilet, TK oder frisch, 1 Zucchini
1 Paprikaschote, gelb, 1 Paprikaschote, orange, 500 ml Kokosmilch
1 Prise Ingwerpulver, 1 EL Rapsöl, 1 EL Sesamöl, Salz, Pfeffer, Dill

Zubereitung:

Tauen Sie den Fisch auf, tupfen Sie ihn mit einem Küchentuch
trocken und schneiden Sie ihn in mundgerechte Stücke. Nun würzen
Sie Fischstücke von beiden Seiten mit Salz und Pfeffer und stellen ihn
beiseite. Mischen Sie jetzt das Sesam- und Rapsöl, geben Sie es in
eine Pfanne und putzen Sie das Gemüse. Halbieren Sie die Zucchini
und schneiden Sie diese in feine Halbmonde. Hacken Sie die Zwiebel
grob, würfeln Sie die Paprikaschoten und schneiden Sie den Brokkoli
in Röschen. Anschließend schneiden Sie die Frühlingszwiebeln und
das Grün in feine Ringe. Geben Sie das Gemüse (bis auf den Brokkoli)
in die Pfanne, braten Sie alles gut an und würzen Sie das Ganze
großzügig mit Salz, Knoblauch, Pfeffer und Dill. Wenn das Gemüse
angebraten ist, löschen Sie das Ganze mit Kokosmilch ab, kochen Sie
die Suppe kurz auf und lassen Sie alles für ca. 15 Minuten ohne
Deckel bei geringer Hitze köcheln. Damit sparen Sie sich
kohlenhydrathaltigen Saucenbinder. Geben Sie nun den Brokkoli und
eine kleine Prise Ingwer dazu. Abschließend geben Sie den Fisch
dazu, kochen alles erneut auf und lassen das Ganze 5 Minuten
köcheln. Die Fisch-Gemüse-Pfanne kann man alleine servieren. Ein
knackiger Salat passt aber natürlich auch bei diesem Gericht
wunderbar dazu.

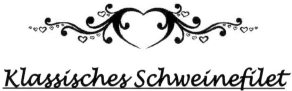

Klassisches Schweinefilet mit Sesam

Zutaten für 4 Portionen:

200 g Zuckerschoten, 100 ml Sojasoße
100 ml Wasser, 600 g Schweinefilet
500 g Brokkoli
1 rote Paprika
1 Chilischote
2 EL Sesam
1-2 EL Honig
2 EL Öl
Salz
Pfeffer

Zubereitung:

Waschen und schneiden Sie den Brokkoli in Röschen. Waschen und
würfeln Sie anschließend die Paprika und die Zuckerschoten. Nun
geben Sie den Sesam in eine Pfanne und braten diese nun mit etwas
Öl goldbraun an. Jetzt schneiden Sie das Fleisch in feine Streifen.
Geben Sie den Sesam in eine Schale und braten Sie das Fleisch ca. 3
Minuten in der Pfanne an. Jetzt nehmen Sie das Fleisch aus der
Pfanne, legen es beiseite und geben den Brokkoli und die Paprika mit
etwas Öl in die Pfanne. Braten sie beides kurz an und löschen Sie es
mit der Sojasoße, dem Wasser und dem Honig ab. Verrühren Sie alles
gut miteinander und geben Sie die Zuckerschoten und das Fleisch in
die Pfanne. Braten Sie das Ganze kurz an, aber achten Sie darauf,
dass die Zuckerschoten bissfest bleiben.
Schmecken Sie zuletzt das Ganze mit Salz und Pfeffer ab und
bestreuen Sie es mit Sesam.

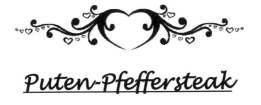

Puten-Pfeffersteak

Zutaten für 4 Portionen:
400 g Putensteak
300 g Zucchini
50 g Creme Fraiche
1 Zwiebel
Salz, Pfeffer
etwas Öl

Zubereitung:
Schneiden Sie die Putensteaks in mundgerechte Stücke und würzen Sie diese mit Salz und Pfeffer. Stellen Sie das Fleisch zunächst beiseite und schneiden Sie die Zwiebel und die Zucchini klein. Jetzt braten Sie die Zwiebelstücke in einer Pfanne mit etwas Öl und geben nun das Fleisch hinzu. Braten Sie es für ca. 2 bis 3 Minuten. Anschließend geben Sie für etwa 10 Minuten die Zucchini dazu. Achten Sie darauf, dass die Zucchini bissfest bleibt. Jetzt löschen Sie das Ganze mit etwas Wasser ab und geben noch die Creme Fraiche dazu. Rühren Sie diese unter und schmecken sie die Sauce mit Salz und Pfeffer ab. Sie können die Sauce auch noch mit Kräutern verfeinern.

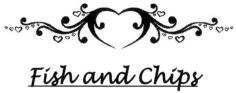

Fish and Chips

Zutaten für 4 Portionen:
1 kg Knollensellerie
2 EL Öl, 2 TL scharfes Paprikapulver
Salz, Pfeffer, 2 Eier (Kl. M)
80 g Mandeln, (gemahlen)
4 Kabeljaufilets, (à 140 g), 6 EL Salatmayonnaise
2 EL Schnittlauch, (fein geschnitten)

Zubereitung:
Den Sellerie schälen und in Stifte schneiden. 2 EL Öl, 1 TL scharfes
Paprikapulver, Salz und Pfeffer in einer großen Schüssel zusammen
mischen und den Sellerie darin wenden. Geben Sie alles auf ein
Backblech und backen es im unteren Ofendrittel für 15 Minuten 2
Eier verquirlen und in eine Schale geben. Die gemahlenen Mandeln in
eine zweite Schale geben und mit Salz und Pfeffer würzen. Die
Kabeljaufilets erst im Ei, dann in den Mandeln wenden. Öl in einer
Pfanne erhitzen, den Fisch darin von jeder Seite goldbraun anbraten.
Den Fisch zu den Sellerie-Pommes geben und die letzten 5 Minuten
mit garen. Fein geschnittenen Schnittlauch mit 6 EL Salatmayonnaise
glattrühren. Mit Salz und Pfeffer abschmecken. Sellerie-Pommes mit
dem panierten Fisch und Schnittlauch-Dip servieren.

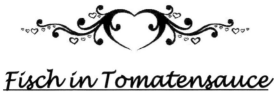

Fisch in Tomatensauce

Zutaten für 4 Portionen:
2 Zwiebeln
2 Knoblauchzehen
4 EL Olivenöl
2 TL Zucker
4 TL Tomatenmark
2 Dose geschälte Tomaten, (425 g EW)
Salz Pfeffer
1 TL getrockneter Oregano
800 g Seelachsfilets
12 EL Schlagsahne
Cayennepfeffer
4 EL gehackte Petersilie

Zubereitung:
Zwiebeln und Knoblauchzehen fein hacken, in 2 EL heißem Olivenöl
andünsten. 1 TL Zucker darüberstreuen und schmelzen lassen. Geben
Sie anschließend 2 TL Tomatenmark dazu und lassen es kurz
mitdünsten. Die geschälten Tomaten mit dem Saft zugeben, mit Salz,
Pfeffer und 1 TL getrocknetem Oregano würzen, aufkochen und
offen bei mittlerer Hitze 10 Minuten. köcheln lassen. Das
Seelachsfilet in ca. 3 cm große Würfel schneiden und von beiden
Seiten leicht salzen und pfeffern. 12 EL Schlagsahne zur Sauce geben,
mit Salz, etwas Cayennepfeffer und evtl. Zucker abschmecken.
Fischstücke auf die Sauce setzen, zugedeckt bei milder Hitze 6–8
Minuten gar ziehen lassen. Nach der Hälfte der Zeit die Fischstücke
wenden. Mit 2 EL gehackter Petersilie bestreut servieren.

Avocado mit Tomatensalsa und Hühnchen

Zutaten für 2 Portionen:
2 Hühnerbrustfilets
4 Avocados
3 Tomaten
2 Frühlingszwiebeln
2 Knoblauchzehen, ½ Bund Petersilie
1 EL Zitronensaft, 1 TL Olivenöl
Etwas Salz, Pfeffer und Olivenöl

Zubereitung:
Backofen auf Grillfunktion stellen und vorheizen. Zunächst die Avocados längs aufschneiden und die Kerne entfernen. Danach an den Schnittstellen mit Öl bestreichen und für 3 Minuten in den Ofen schieben. Nun die Tomaten, die Frühlingszwiebeln, die Petersilie und den Knoblauch waschen bzw. schälen und alles jeweils klein würfeln. In eine Schüssel geben. Zum Gemüse etwas Zitronensaft und Olivenöl mischen, Gewürze je nach Geschmack. Die fertigen Avocadohälften werden nun mit der Tomatensalsa gefüllt und sind fertig. Nun wird das Fleisch gewaschen, mit Küchenkrepp abgetupft und gewürzt. In eine Pfanne mit Öl legen und rundherum durchbraten.

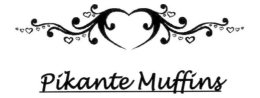

Pikante Muffins

Zutaten für 6 Portionen:
4 große Eier
2 EL Joghurt 3,5 %
2 gestrichene EL Kokosmehl
2 gehäufte EL gemahlene Mandeln
½ TL Backpulver
Ursalz
Pfeffer

Füllen nach Wunsch: » Basilikum, Parmesan oder Mozzarella,
Cocktailtomaten » Speckwürfel » Zwiebel » Käsewürfel

Zubereitung:
Für den Teig alle feuchten Zutaten mixen. Dann die trockenen kurz
dazu mischen. Nun die jeweilige Fülle gleichmäßig unterheben und
auf die Muffinförmchen verteilen . Diese Masse ergibt ca. 6 Muffins.
Bei 180 ° C ca. 20–25 Minuten backen. Warm servieren oder als
Snack verwenden. Der Fantasie sind hier keine Grenzen gesetzt!

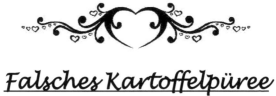

Falsches Kartoffelpüree

Zutaten für 1 Portion:
4 EL Doppelrahmfrischkäse
1 EL Butter oder Sahne
500 g Blumenkohl
Salz
½ Liter Wasser, leicht gesalzen
Pfeffer
Muskat

Zubereitung:
Waschen und schneiden Sie den Blumenkohl in Röschen. Kochen Sie den Blumenkohl für ca. 15 Minuten in leicht gesalzenem Wasser, bis der Blumenkohl weich ist. Gießen Sie das Wasser ab und pürieren Sie den Blumenkohl mit einem Stabmixer. Geben Sie anschließend den Frischkäse dazu und verrühren Sie die Masse. Schmecken Sie das Püree noch mit Salz, Pfeffer und Muskat ab. Das Blumenkohlpüree ist eine wunderbare Alternative zum klassischen Kartoffelpüree und passt perfekt zu einem leckeren Stück Fleisch oder gegrillten Fisch.

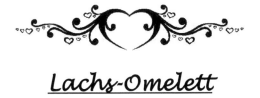

Lachs-Omelett

Zutaten für 1 Portion:

50 g Räucherlachs geschnitten

2–3 Eier

1 EL Schlagsahne

Ursalz

Pfeffer

Schnittlauch zum Bestreuen

Zubereitung:

Den Lachs in geschmolzener Butter leicht anbraten, den Rest verquirlen und die gewürzte Eiermasse darüber geben und stocken lassen. Auf einen Teller gleiten lassen, in der Hälfte um- bzw. zusammenklappen und mit Schnittlauch (oder anderen Kräutern) bestreuen.

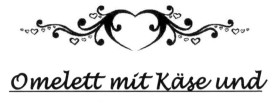

Omelett mit Käse und Tomaten

Zutaten für 1 Portion:
2 Eier
1 TL Butter
½ TL Zitronensaft
1 Tomate
Etwas geriebenen Käse
Salz, Pfeffer
Muskat
Schnittlauch

Zubereitung:
Eier mit den Gewürzen und dem Zitronensaft verrühren. Tomate klein schneiden. Nun die Ei-Masse in eine Pfanne mit geschmolzener Butter geben und bei mittlerer Temperatur stocken lassen. Wird das Omelett oben leicht fest, werden der Käse und die Tomate darauf verstreut.

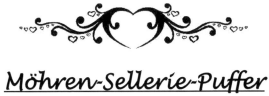

Möhren-Sellerie-Puffer

Zutaten für 2 Portionen:

400 g Knollensellerie, frisch

200 g Karotten

3 Eier

½ Zwiebel

90 g Crème Fraîche

220 g Quark, 40%

1 TL Johannisbrotkernmehl

90 ml Olivenöl

Salz

Pfeffer

Zubereitung:

Schneiden Sie den Sellerie, die Möhren und die Zwiebeln in sehr feine Streifen und geben Sie diese in eine Schüssel. Anschließend geben Sie Olivenöl, Crème Fraîche, Eier, Salz, Pfeffer und das Johannisbrotkernmehl dazu und verrühren alles gut miteinander. Geben Sie zum Schluss den Teig portionsweise in eine Pfanne mit reichlich Olivenöl und backen Sie die Puffer aus.

Paprika-Omelett

Zutaten für 2 Portionen:
3 Knoblauchzehen in Scheiben
6 Eier
2 EL Milch, 100 ml Sahne
3 Paprikaschoten
4 EL Butter, 1 Prise Kräutersalz, 1 Prise Zucker
4 Pfefferkörner, gemörsert
Muskat, frisch gerieben
2 EL Petersilie, TK

Zubereitung:
Waschen Sie die Paprika und schneiden Sie diese in Längsstreifen.
Dünsten Sie diese in 2 EL Wasser oder Butter kurz an und geben Sie 1
Prise Kräutersalz und eine Prise Zucker dazu. Nun verquirlen Sie die
Milch mit der Sahne in einer extra Schüssel miteinander und
schmecken das Ganze mit Salz, Muskat, Pfeffer und 2 EL Petersilie ab.
Das restliche Wasser bzw. Butter (von der Paprika) erhitzen Sie in
einer beschichteten Pfanne und geben die Hälfte der Eimasse dazu.
Bei mittlerer Hitze lassen Sie die Masse leicht stocken und verteilen
die Hälfte der Paprikastreifen auf dem Omelett. Decken Sie die
Pfanne ab und lassen Sie alles garen. Anschließend rollen Sie das
Omelett in der Pfanne samt der Paprika auf. Das machen Sie nun
ebenfalls mit der restlichen Eimasse. Ist ihre Pfanne groß genug,
können Sie natürlich auch ein einziges Omelett machen. Zum Schluss
schneiden Sie das Omelett in 3 bis 4 Scheiben.

Saltimbocca vom Schwein

Zutaten für 4 Portionen:

4 dünne Schweineschnitzel, (à 180 g)
6 Scheiben Parmaschinken
4 Salbeiblätter
1 Bio-Zitrone
6 EL Öl
2 EL Butter

Zubereitung:

Die dünnen Schweineschnitzel in Stücke schneiden und nacheinander in einen Gefrierbeutel geben. Das macht das dünn klopfen einfacher. Dafür nehmen Sie entweder eine Pfanne oder ein Plattier Eisen. Nun halbieren Sie den Parmaschinken. Die dünn geklopften Fleischstücke aus dem Beutel nehmen, pfeffern, mit dem Parmaschinken belegen und halb überklappen. Mit je 1 Salbeiblatt belegen und mit Holzspießen verschließen. Die Bio-Zitrone in Scheiben schneiden. Geben Sie 3 EL Öl in eine Pfanne, erhitzen es und braten die Fleischpäckchen auf jeder Seite 3-4 Minuten an. Geben Sie die Zitronenscheiben und die Butter dazu und braten alles 2 Minuten weiter. Dabei das Fleisch ab und zu mit der Butter beträufeln. Jetzt servieren. Fertig.

Frischer Tomaten-Feta-Salat im Glas

Zutaten für 2 Portionen:
125 g Fetakäse
3 Strauchtomaten
1 Bund Basilikum
3 EL Olivenöl
Salz
Pfeffer

Zubereitung:
Waschen Sie zunächst die 3 Tomaten und den Basilikum. Hacken Sie die Basilikumblätter klein und würfeln Sie die Tomaten grob. Anschließend würfeln sie den Fetakäse und vermengen alles in einer Salatschüssel. Nun geben Sie noch etwas Olivenöl dazu und schmecken das Ganze mit Salz und Pfeffer ab. Ein Klassiker aus Griechenland, der besonders gut zu gegrilltem Fisch schmeckt.

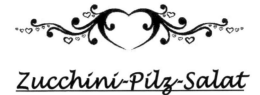

Zucchini-Pilz-Salat

Zutaten für 3 Portionen:

200 g frische Pilze nach Wahl

2 Knoblauchzehen

200 g Zucchini

1 Zwiebel, rot

1 Stange Lauch, dünn

150 g Fetakäse, light

Muskat, Senf

Worcestersauce

Kräutersalz, Süßstoff

Schnittlauch, Knoblauchpulver

Salz, Pfeffer

etwas Wasser, Essig und Öl

Zubereitung:

Waschen Sie die Pilze, schneiden Sie das untere Stück des Stieles ab und vierteln Sie sie. Nun waschen und halbieren Sie die Zucchini und schneiden diese in Stücke. Im Anschluss schälen Sie die Zwiebeln, teilen sie in 4 Teile und schneiden sie dann in Streifen. Anschließend schneiden Sie den Lauch in feine Ringe und waschen diese in einem Sieb. Den Schnittlauch ebenfalls waschen und in kleine Röllchen schneiden. Nun würfeln Sie den Fetakäse klein und vermengen alle Zutaten in einer Salatschüssel miteinander. Jetzt beginnen Sie mit der Zubereitung des Dressings, indem Sie Knoblauchpulver, Muskat, Pfeffer, Salz, Senf, Worcestersauce, Süßstoff, Kräutersalz, Wasser und Essig in einer extra Schüssel verquirlen. Am Ende geben Sie noch einen Schuss Öl hinzu und pressen etwas Knoblauch über das Dressing. Geben Sie die Salatsauce erst kurz vor dem Servieren dazu, da sich die Pilze sonst mit der Sauce aufsaugen. Ein leckerer Salat!

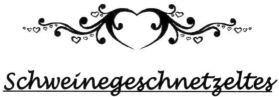

Schweinegeschnetzeltes

Zutaten für 4 Portionen:

600 g Schweinefilets
4 Frühlingszwiebeln
1 Bund Majoran
3 EL Butterschmalz
Salz
Pfeffer
200 ml Fleischbrühe
300 ml Schlagsahne
Etwas Maizena

Zubereitung:

Schneiden Sie das Schweinefilet in Streifen. Danach putzen Sie die Frühlingszwiebeln und schneiden sie in kleine Ringe. Zupfen Sie die Majoran Blättchen von den Stielen. Erhitzen Sie das Butterschmalz in einer beschichteten Pfanne. Das Fleisch am besten in mehreren Portionen anbraten, in einer Pfanne werden Sie nicht ausreichend Platz haben. Geben Sie die Frühlingszwiebeln dazu und braten Sie sie kurz mit. Nun alles mit Salz und Pfeffer würzen. Anschließend Brühe und Sahne zugießen und den Majoran zugeben. Alles aufkochen lassen und für 5 Minuten kochen lassen. Nach Belieben können Sie die Soße mit Maizena binden. Als Deko können Sie das Fleisch mit Majoran Blättchen bestreut servieren.

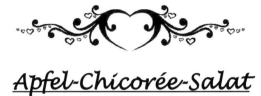

Apfel-Chicorée-Salat

Zutaten für 2 Portionen:
1 großer Apfel, 50 g Porree
2 Stück Chicorée
1 Karotte, 70 ml Joghurt
1 Prise Ingwer-Pulver
1 Prise Cheyenne-Pfeffer
1 TL Ahornsirup
1 Spritzer Zitronensaft
2 EL Olivenöl, 1 Prise Salz

Zubereitung:
Entblättern Sie den Chicorée und waschen Sie die Blätter gründlich.
Legen Sie 4 Blätter beiseite und schneiden Sie die restlichen Blätter in
ca. 2 cm breite Streifen. Nun waschen Sie den Apfel, schälen und
entkernen ihn und schneiden ihn in kleine Würfel. Anschließend
waschen Sie den Porree und schneiden ihn in schmale Streifen. Zum
Schluss waschen und schälen Sie die Möhren und schneiden diese
ebenfalls in Streifen. Jetzt vermischen Sie den Joghurt, den
Ahornsirup, Zitronensaft und die Gewürze (Ingwer-Pulver, Salz,
Cheyenne-Pfeffer) in einer Salatschüssel. Geben Sie die restlichen
Zutaten (Olivenöl, Chicorée-Streifen, Porree-Stücke, Apfelwürfel)
dazu und rühren Sie das Ganze vorsichtig um. Drapieren Sie nun die
zu Beginn weg gelegten Chicorée-Blätter auf den 2 Tellern und
verteilen Sie den fertigen Salat darüber. Zum Schluss dekorieren Sie
den Salat noch mit den Karottenstreifen. Ein wahrer Genuss!

Omelett mit Hähnchenbrust, Avocado und Paprika

Zutaten für 2 Portionen:
6 Eier
½ rote Paprika (gewaschen, entkernt und fein gewürfelt)
½ grüne Paprika (s.o.)
½ Avocado (geschält, entkernt und in Streifen geschnitten)
100 Gramm Hähnchenbrust (Scheiben, abgepackt)
2 EL Sahne
2 Stängel Petersilie
1 EL Olivenöl, 1 Stück gute Butter

Zubereitung:
Eier und Sahne mit etwas Salz und Pfeffer gut verquirlen. Petersilie gut waschen und fein hacken. Öl in einer Pfanne erhitzen und die Hälfte des Eimasse hineingeben. Von einer Seite gut anbraten und anschließend wenden. Die Hälfte der Avocadostreifen und Hähnchenbrustscheiben auf dem Omelett verteilen. Sobald die andere Seite auch gut angebraten ist, herausnehmen. Zusammenklappen und auf den Teller legen. Mit der Hälfte der Paprikawürfel und der Petersilie bestreuen. Das Ganze wiederholt sich natürlich für das zweite Omelett. Fertig!

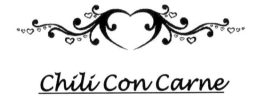

Chili Con Carne

Zutaten für 2 Portionen:

250 g Rinderhackfleisch

500 g Tomaten, passiert

2 Zwiebeln

1 Dose Kidneybohnen

1 Dose Mais

Etwas Salz, Pfeffer, Chilipulver, Paprikapulver, Öl

Zubereitung:

Die Zwiebeln schälen und in kleine Würfel schneiden. Das Hackfleisch in einem Topf mit Öl anbraten und die Zwiebelwürfel hinzugeben. Nach etwa 3 Minuten auch Bohnen, Mais und Tomaten in den Topf füllen. Dazu noch etwas Wasser, damit etwas mehr Flüssigkeit im Topf ist und das Ganze für ca. 25 – 30 Minuten köcheln kann. Immer wieder umrühren. Das Chili nun nach Bedarf abschmecken.

Nudel Tomate Mozzarella Salat mit Avocado Dressing

Zutaten für 2 Portionen:
100 g Vollkorn Nudeln (Alternativ Kichererbsen Nudeln für weniger Kohlenhydrate)
200 g Kirschtomaten, 30 g Babyblattspinat
150 g Mini – Mozzarella Bällchen
2 kleine Avocados (à ca 150 g)
¼ Bund Basilikum
½ Zitrone, 25 ml Mineralwasser
1 ½ EL Olivenöl, Salz und Pfeffer

Zubereitung:
Nudeln in Salzwasser nach Packungsanleitung kochen. Tomaten halbieren. Spinat verlesen. Mozzarella abtropfen lassen. Für das Dressing das Avocadofruchtfleisch aus der Schale lösen. Basilikum von den Stielen zupfen. Zitrone auspressen. Alle Zutaten mit Mineralwasser und Öl in einen Mixer geben und pürieren. Mit Salz und Pfeffer abschmecken. Füllen Sie nun zuerst das Dressing in die beiden Behälter. Danach abwechselt Mozzarella Tomaten und Nudeln. Am Schluss den Babyblattspinat. Stellen Sie den Salat kalt bis er gegessen wird. Vor dem Essen einmal auf den Kopf stellen und etwas schütteln. Oder alles auf einen Teller geben.

Low Carb
Putengeschnetzeltes mit Champignons

Zutaten für 2 Portionen:
100 g Putenschnitzel
100 g frische Champignons
150 ml Sahne
½ Zwiebel
2 EL Olivenöl
10 g Mandelmehl
Salz, Pfeffer

Zubereitung:
Die halbe Zwiebel fein hacken und in etwas Olivenöl goldgelb anbraten. Währenddessen das Putenschnitzel kurz mit Wasser abbrausen, in mundgerechte Stücke schneiden und zu den Zwiebeln geben. Nun die Champignons putzen und vierteln und ebenfalls zu den Zwiebeln und der Pute geben und etwa 10 Minuten bei geringer bis mittlerer Hitze zugedeckt schmoren lassen. Nachdem die Champignons weich geworden sind, die Sahne hinzugeben und die Mischung kurz einkochen lassen. Die Sauce anschließend mit Mehl binden und mit Salz und Pfeffer abschmecken.

Gemüse-Frittata

Zutaten für 2 Portionen:

8 Eier

150 g Parmesan

150 ml Sahne

100 g Cherrytomaten

2 Zweige Thymian

50 g Zucchini, 1 Tomate

50 g Babyspinat

4 Stängel Koriander

1 EL Olivenöl

Salz, Pfeffer, Muskat

Zubereitung:

Die Eier mit der Sahne in einer Schüssel vermengen und mit Salz und Pfeffer würzen. Die Kräuter waschen und trocken schütteln, die Korianderblätter vom Stiel abzupfen. Den Babyspinat und die Tomaten waschen und gut abtropfen lassen, die Cherrytomaten dann halbieren, die große Tomate in Scheiben schneiden. Die Zucchini waschen und in Scheiben schneiden. Dann 1 EL Olivenöl in der Pfanne erhitzen und die Eimasse hineingeben, diese dann bei mittlerer Hitze stocken lassen, dann Zucchini, Tomaten und Kräuter dazugeben. Geriebenen Parmesan über das Gemüse streuen. Die Frittata anschließend in der Pfanne 15 - 20 Minuten im vorgeheizten Backofen bei 180°C Umluft backen. Kurz vor dem Ende der Garzeit den Babyspinat über die Frittata geben und anschließend mit Salz, Pfeffer und Muskat würzen.

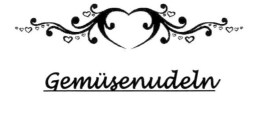

Gemüsenudeln

Zutaten für 4 Portionen:

4 Zucchini

400 g Kirschtomaten

2 Schalotten

500 g Karotten

6 Stiele Basilikum

80 g italienischer Hartkäse (z.B. Parmesan)

5 EL Olivenöl

Salz, Pfeffer

Zubereitung:

Die Schalotten fein würfeln und die Möhren und Zucchini putzen. Die Möhren und die Zucchini rundum mit dem Schäler in feine Streifen schneiden. Käse mit dem Sparschäler in Scheiben hobeln und diese grob zerbrechen. Die Kirschtomaten waschen und halbieren. Die Schalotten in eine erhitzte Pfanne geben und glasig dünsten, die Möhren zugeben und zwei Minuten mitbraten, dabei oft durchmischen. Anschließend die Zucchini untermischen und die Mischung weitere drei Minuten braten, dabei mit Salz und Pfeffer würzen. Die Tomaten zugeben und 2-3 Minuten ebenso braten. Abgezupfte Basilikumblättchen fein schneiden und untermischen. Die Gemüsenudeln mit Käse bestreut anrichten.

Gemüse Wraps

Zutaten für 4 Portionen:
4 große Wirsingblätter
50 g Tempeh (Lupinen-) aus dem Bioladen
250 ml Gemüsebrühe
100 g Rotkohl, 1 rote Zwiebel
1 EL Schnittlauchröllchen, ½ Orange
100 g Sojajoghurt, 1 TL Kokosöl
½ EL Petersilie gehackt
1 Prise Zimt, Salz, Pfeffer gemahlen
1 Spritzer Walnussöl

Zubereitung:
Die Wirsingblätter waschen und die dicken Blattadern herausschneiden. Die Brühe in einem Topf erhitzen und die Blätter darin bei mittlerer Hitze 2 Minuten blanchieren, dann herausnehmen, mit kaltem Wasser abschrecken, trocken tupfen und beiseitelegen. Den Tempeh und die Zwiebel in feine Streifen schneiden. Das Öl in einer Pfanne erhitzen und die Tempeh-Streifen darin bei starker Hitze anbraten, die Zwiebelstreifen mitbraten, bis sie glasig sind. Die Mischung mit Salz und Pfeffer würzen. Den Rotkohl in feine Streifen schneiden, in einer Schüssel mit etwas Salz bestreuen und kräftig durchkneten. Die Orange schälen und filetieren, dabei den Orangensaft auffangen und beides anschließend zum Rotkohl geben. Den Schnittlauch unterheben. Den Sojajoghurt in einer Schüssel mit Petersilie, Öl, Salz, Pfeffer und Zimt verrühren. Die Wirsingblätter auf der Arbeitsfläche ausbreiten und je etwas Rotkohlsalat und Tempeh mittig draufgeben, die Blätter rechts und links über der Füllung einklappen und von unten beginnend vorsichtig aufrollen. Das Dressing über die Wraps träufeln.

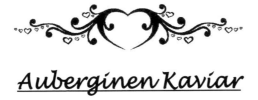

Auberginen Kaviar

Zutaten für 2 Portionen:
1 große Aubergine
1 Paprikaschote
2 mittelgroße Tomaten
2 Zehen Knoblauch
1 große Zwiebel
1 kleines Bund Koriander oder Petersilie
1 EL Tomatenmark
150 ml Gemüsebrühe
Salz, Pfeffer
Öl zum Braten

Zubereitung:
Die Aubergine, Tomaten und Paprika waschen und würfeln. Den Koriander waschen, trocken schütteln und hacken. Zwiebel und Knoblauch schälen und beides ebenfalls hacken. In einer großen Pfanne etwas Öl erhitzen und darin die Zwiebel glasig dünsten. Knoblauch, Aubergine und Paprika dazu geben und die Mischung auf mittlerer Stufe bei geschlossenem Deckel 10 Minuten dünsten, dabei ab und an umrühren. Tomaten und Koriander zufügen und weiter unter geschlossenem Deckel dünsten. Nach 5 Minuten Wasser zugeben, Tomatenmark einrühren und weitere 10 Minuten unter gelegentlichem Rühren weiter dünsten. Als Beilage eignen sich Gemüsespaghetti, Hirse oder Quinoa.

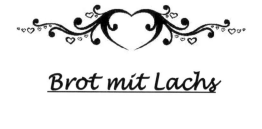

Brot mit Lachs

Zutaten für zwei Portionen:
2 Scheiben Low Carb Brot
5 EL Frischkäse
50 g geräucherten Lachs
ein Spritzer Zitrone
frischer Schnittlauch
frischer Dill
Kresse

Zubereitung:
Die Kräuter mit kaltem Wasser abwaschen, trocken tupfen und fein hacken. Die Kräuter und den Frischkäse mischen und anschließend beide Brotscheiben damit bestreichen. Nun den Lachs auf den Broten verteilen und mit Zitrone beträufeln.

Low Carb Curry mit Hühnchen und Tofu

Zutaten für 6 Portionen:
1 Kg Hähnchenbrust, 400 g Tofu natur
200 g Sojasprossen, 800 g Brokkoli
400 ml Gemüsebrühe
400 ml Kokosmilch, 2 Bund Frühlingszwiebeln
4 TL Currypulver
2 daumengroße Stücke Ingwer
6 EL Sesamöl, 4 Knoblauchzehen
2 Chilischoten, 2 Limette
Salz, Pfeffer

Zubereitung:
Das Currypulver und 2 EL Sesamöl kurz miteinander verrühren. Den Tofu in mundgerechte Stücke schneiden und in der Mischung etwa 20 Minuten ziehen lassen. In der Zwischenzeit den Ingwer zusammen mit dem Knoblauch und der Chili kleinschneiden, den Brokkoli und Frühlingszwiebeln putzen und kleinschneiden, alles beiseitestellen. Nun etwas Sesamöl in einer Pfanne erhitzen und den Tofu darin anbraten, salzen, pfeffern, die Tofuwürfel herausnehmen und beiseitestellen. Die Hähnchenbrust in die Pfanne geben und knusprig anbraten, ebenfalls aus dem Wok nehmen und beiseitestellen. Nun den Brokkoli und die Frühlingszwiebeln zusammen mit Chili, Knoblauch, Ingwer und 1 TL Currypulver in den Wok geben und etwa 5 Minuten unter gelegentlichem Rühren durchbraten. Anschließend die Kokosmilch und die Gemüsebrühe hinzugeben und etwa 10 Minuten bei mittlerer Hitze köcheln lassen Mit Salz und Pfeffer abschmecken, Tofu, Hähnchenbrust und Sojasprossen hinzufügen und die Mischung erneut kurz köcheln lassen.

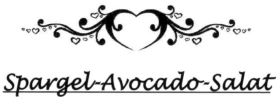

Spargel-Avocado-Salat

Zutaten für 4 Portionen:
1 kg Spargel (weiß oder grün)
300 g Mozzarella
2 Avocados
300 g Kirschtomaten
10 Stiele Basilikum
10 EL Balsamico-Essig
10 EL Olivenöl
Salz, Pfeffer

Zubereitung:
Den Spargel ggf. schälen und etwa 15 Minuten in Salzwasser kochen.
Währenddessen die Avocado vom Stein befreien und das
Fruchtfleisch in kleine mundgerechte Würfel schneiden. Die
Kirschtomaten halbieren und den Mozzarella in Würfel schneiden.
Den Spargel ebenfalls in mundgerechte Stücke schneiden und zu den
Kirschtomaten, den Mozzarella-Bällchen und den Avocado-Würfeln
geben. Für das Dressing die Basilikumblätter in feine Streifen
schneiden und zum Öl und Essig geben, mit Salz und Pfeffer
abschmecken und über den Spargelsalat geben.

Spaghetti mit Spinat-Pesto

Zutaten für 4 Portionen:
1 kg Low-Carb Spaghetti
80 g Schafskäse
1-2 Knoblauchzehe
200 g Blattspinat, 100 g Sesam
100 g grüne Oliven, entsteint
50 ml Olivenöl
8 große frische Champignons
1 EL Petersilie, frischer Parmesan
Salz & Pfeffer, Pinienkerne

Zubereitung:
Den Blattspinat und die Petersilie waschen, putzen und trockenschütteln. Anschließend den Knoblauch schälen und zusammen mit Sesam und den Pinienkernen in einer Pfanne ohne Öl goldbraun anrösten. Den Blattspinat, die Petersilie, die Oliven und den Schafskäse zusammen mit dem angerösteten Knoblauch, Sesam und den Pinienkernen mit dem Mixer fein pürieren. Dann das Olivenöl gründlich unterrühren und die Mischung mit Salz und Pfeffer abschmecken. Die Low-Carb Spaghetti nach Anleitung kochen. Währenddessen die Champignons putzen, in Scheiben schneiden und kurz anbraten. Sobald die Spaghetti fertig sind, diese sofort mit dem Pesto vermischen und zusammen mit den Champignonscheiben und geriebenem Parmesan servieren.

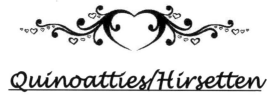

Quinoatties/Hirsetten

Zutaten für etwa 10 Scheiben:
200 g Quinoa/Hirse
2 rote Zwiebeln
100 g Tomaten, 6 Oliven
550 ml Wasser
1 Bund Petersilie
2-3 TL mittelscharfer Senf
1 TL Paprika edelsüß
3-4 EL Olivenöl
170 g Sojajoghurt, ungesüßt
3 TL Johannisbrotkernmehl
1 TL Süßungsmittel, Salz, Pfeffer

Zubereitung:
In einem feinen Sieb Quinoa/Hirse mit heißem Wasser durchwaschen und anschließend in einem kleinen Topf bei starker Hitze ohne Deckel solange kochen, bis das Wasser vollständig aufgesaugt wurde. Währenddessen die Zwiebeln schälen und fein hacken. Die Petersilie waschen, trocken schütteln und fein hacken. Die Quinoa oder Hirse mit Senf, Johannisbrotkernmehl, Paprikagewürz, Petersilie und Zwiebeln zu einer festen Masse mischen und diese salzen und pfeffern. Sollte die Masse zu trocken sein, etwas Wasser hinzugeben. Patties formen und diese in erhitzten Olivenöl bei mittlerer Hitze von jeder Seite etwa 5 Minuten anbraten bis sie Farbe angenommen haben. Schließlich zum Abtropfen auf Küchenpapier verteilen. Die restlichen Zutaten für den Dip im Mixer zu einer Creme mixen. Nach Bedarf salzen und pfeffern.

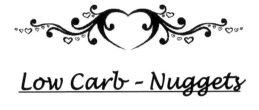

Low Carb - Nuggets

Zutaten für 4 Portionen:
550 g Hähnchenbrustfilet, 100 g Mandelmehl
5 EL Sesam, Pfeffer, Salz
50 ml Sojasauce

Zubereitung:
Die Hühnerbrust in Stücke schneiden und würzen. Anschließend die Sojasauce in ein Schüsselchen geben, das Mandelmehl mit dem Sesam vermengen und die Mischung in eine zweite Schüssel geben. Die Hähnchenstücke nun rundum in der Sojasauce und anschließend in der Sesammischung wälzen. Den Backofen nun auf 200 Grad vorheizen, die Nuggets auf ein mit Backpapier belegtes Backblech legen und für 20 bis 25 Minuten backen.

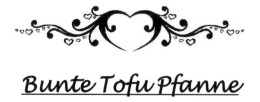

Bunte Tofu Pfanne

Zutaten für 2 Portionen:
400 g Tofu
2 gelbe Paprika
1 Zwiebel
Olivenöl, 2 rote Paprika
Balsamicoessig
Sojasauce

Zubereitung:
Zunächst die Zwiebel, die Paprika und den Tofu in kleine Würfel schneiden. Nun die Mischung in eine Pfanne geben und anbraten bis der Tofu eine goldbraune Farbe annimmt. Mit den Gewürzen nach Belieben abschmecken.

Kräuter-Frittata mit Hackbällchen

Zutaten für 8 Portionen:
800 g Rinderhackfleisch
16 Eier
10-12 Stängel Petersilie
2 Schalotten
200 g Parmesan
400 g Sahne
2 Chilischote
4 EL Olivenöl
Salz Pfeffer

Zubereitung:
Die Schalotte schälen und in kleine Würfel schneiden, die Petersilie waschen, trocken schütteln und hacken. Das Hackfleisch mit der Petersilie und Schalotten in einer Schüssel vermengen, salzen und pfeffern.
Aus der Hackfleisch-Mischung mit den Händen Kugeln formen. In einer Pfanne das Öl erhitzen und die Hackbällchen scharf anbraten, herausnehmen und beiseitestellen.
Für die Frittata: Sahne und Eier in einer Schüssel verrühren, die Chilischote waschen, trocknen und in Ringe schneiden. Den Parmesan reiben, dann zur Ei-Mischung geben und verrühren. Die Ei-Mischung in eine Auflaufform oder optional eine Pfanne gießen und die Hackbällchen hineinlegen. Die Chilischotenstückchen darüber streuen. Die Frittata für 30 - 45 Minuten im vorgeheizten Ofen bei 180°C backen, anschließend nach Bedarf mit Kräutern bestreuen.

China Gemüsepfanne mit Rindfleisch

Zutaten für 4 Portionen:
400 g Rinderfilet
400 g Champignons
400 g Brokkoli
4 Knoblauchzehen
4 Möhren
2 Chilischote
Salz, Pfeffer
4 EL Sesamöl
8 EL Bio Sojasauce

Zubereitung:
Das Rinderfilet und die Champignons in Streifen schneiden, die Möhren schälen und mit dem Sparschäler in dünne Streifen schneiden. Vom Brokkoli die Röschen abtrennen, den Knoblauch schälen und fein hacken, die Chilischote halbieren und fein hacken. Das Sesamöl im Wok oder Pfanne erhitzen und das Rinderfilet anbraten, den Knoblauch und Chili dazugeben mit anbraten. Das Gemüse hinzufügen und kurz mitbraten. Die Sojasauce hinzugeben und mit Salz und Pfeffer abschmecken.

Lasagne

Zutaten für 4 Portionen:

500 g Hackfleisch

2 kg Zucchini, 500 g Ricotta

3 EL Parmesan, 300 g Mozzarella

2 Eier, 500 g passierte Tomaten

2 EL Tomatenmark

2 Knoblauchzehen, 1 Zwiebel

eine Hand frischer Basilikum

2 EL Öl

Salz, Pfeffer

Zubereitung:

Die Zucchini der Länge nach in Streifen schneiden und auf ein sauberes Küchentuch legen, um die Zucchinischeiben zu salzen (dabei darauf achten, dass das Salz gleichmäßig über die Scheiben verteilt ist), nach etwa einer Stunde hat sich das Wasser in den Zucchinis verringert. Die Zwiebel und den Knoblauch fein hacken und in etwas Öl anbraten, dann das Hackfleisch und das Tomatenmark hinzugeben. Die Hitze reduzieren und die passierten Tomaten über das Hackfleisch geben. Die Mischung umrühren und nach Belieben würzen, beiseitestellen. Nun die Eier, den Basilikum sowie den Ricotta-Käse in einer Rührschüssel miteinander vermischen und nach Belieben etwas Pfeffer hinzugeben. Die Zucchinischeiben mit Küchenpapier abtupfen, um die Flüssigkeit aufzufangen. Den Ofen auf 180°C vorheizen. Den Mozzarella in Scheiben schneiden. Eine Lasagneform mit Backpapier auslegen und abwechselnd eine Schicht Zucchini-Scheiben und jeweils eine Schicht aus der Hackfleischsoße und der Eier-Ricotta-Mischung hinein schichten. Die Lasagne mit Mozzarella-Scheiben belegen und für 30 Minuten in den Ofen geben.

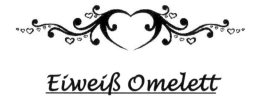

Eiweiß Omelett

Zutaten für 2 Portionen:
4 Eiweiß
500 g Hackfleisch
2 Eigelb
1 Zwiebel
300 g Gemüse nach Wunsch
200 g Feta-Käse oder Käse (gerieben)
1 Tomate
1 Knoblauchzehe
2 Frühlingszwiebeln
Salz, Pfeffer
Olivenöl

Zubereitung:
In Olivenöl die kleingeschnittene Zwiebel mit dem Hackfleisch anbraten. Tomaten klein schneiden und mit den Frühlingszwiebeln hinzugeben, nach Wunsch Käse oder anderes Gemüse unterrühren und etwas schmoren lassen, die Mischung nach Belieben würzen. Nun die Eier solange mit einem Rührbesen schlagen bis sich in der Masse kleine Luftblasen bilden. Die Hälfte in die Pfanne geben und bei mittlerer Hitze etwa 2 Minuten stocken lassen. Das Omelett umdrehen und kurz von der anderen Seite anbraten, auf einen Teller geben. Anschließend das zweite Omelett zubereiten. Nun die Hackfleischfüllung auf die eine Hälfte des Omeletts geben, die andere Hälfte darüber klappen und sofort servieren.

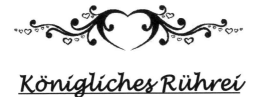

Königliches Rührei

Zutaten für 2 Personen:
3 EL Sahne
4 Eier
50 g Schinkenspeck
Salz, Pfeffer

Zubereitung:
Die 4 Eier aufschlagen und gründlich mit der Sahne verrühren. Den Speck würfeln und in etwas Fett anbraten bis er knusprig ist. Dann die Eimasse drüber geben und anfangen zu rühren, sobald die Masse am Boden stockt. Dies etwa 1-2 Minuten wiederholen. Das Rührei würzen und mit Kräutern garnieren.

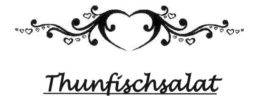

Thunfischsalat

Zutaten für 2 Portionen:
1 Dose Thunfisch
6 Cornichons
1 hartgekochtes Ei
2 EL Silberzwiebeln
3 EL Mayonnaise
Salz, Pfeffer

Zubereitung:
Den Thunfisch in einer Schüssel mit einer Gabel zerkleinern. Danach das Ei schälen und ebenso wie die Cornichons würfeln. Beides gemeinsam mit den Silberzwiebeln und der Mayonnaise zu dem Thunfisch geben. Nun alles vermengen und im Kühlschrank etwas durchziehen lassen. Dazu passt Low-Carb-Brot.

Omelett mit Hähnchenbrust

Zutaten für 2 Portionen:
6 Eier
100 g Hähnchenbrustfilet
2 EL Sahne
½ grüne Paprika
½ rote Paprika
½ Avocado
1 EL Butter
Salz, Pfeffer
2 Stängel Petersilie
1 EL Olivenöl

Zubereitung:
Die Sahne und die Eier in einer Schüssel mit dem Schneebesen
verquirlen und würzen. Die Paprika würfeln, das Avocado-
Fruchtfleisch in Streifen schneiden. Die Petersilie waschen, trocken
schütteln und die Blätter abzupfen. Olivenöl und Butter in der Pfanne
erhitzen und die Hälfte der Eimasse hinzufügen, bei mittlerer Hitze
stocken lassen und nach etwa 1- 2 Minuten wenden.
Hähnchenbrustfilet und Avocado auf das Omelett geben und im
Backofen bei 50°C warmhalten. Das zweite Omelett zubereiten, beide
Omelette dann zusammenklappen, mit Paprika und Petersilie
belegen.

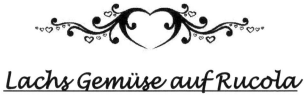

Lachs Gemüse auf Rucola

Zutaten für 4 Portionen:
2 Bund Rucola
2 Zwiebeln
8 Karotten
4 Zucchini
4 EL Öl, 200 ml Gemüsefond
2 TL Zitronenschale
2 EL Zitronensaft
Salz, Pfeffer, Zucker
400 ml Crèmefine
4 Stück Lachsfilets

Zubereitung:
Gemüse putzen und würfeln. Öl in einer Pfanne erhitzen und die
Zwiebeln darin glasig dünsten. Die Karotten hinzufügen, mit 1 Prise
Zucker und Salz würzen und zugedeckt bei mittlerer Stufe 10 Minuten
dünsten. Die Zucchini hinzufügen und 3 Minuten mitdünsten. Mit
Pfeffer, Zitronenschale und Zitronensaft würzen, Fond und Cremefine
zugeben, mit Salz und Zucker abschmecken und bei geringer Hitze
warmhalten.
Den Lachs mit Salz und Pfeffer von beiden Seiten würzen und mit 1 EL
Öl in einer Pfanne von beiden Seiten anbraten, bei mittlerer Hitze 3-4
Minuten fertig braten. Auf den Tellern den Rucola belegen und den
Lachs und das Gemüse darauf anrichten.

Gegrillte Hähnchenschenkel in Kräutermarinade

Zutaten für 4 Portionen:
4 Hähnchenschenkel
2 - 3 Chilischoten
1 Knoblauchzehe

Für die Marinade:
3 - 4 Thymianzweige
1 Rosmarinzweig
3 EL Olivenöl, etwas Zitronensaft
1 Knoblauchzehe
½ TL Fenchelsamen
Prise Meersalz
1 TL Bunter Pfeffer

Zubereitung:
Hähnchenschenkel waschen und trocken tupfen. Knoblauchzehe
quer halbieren. Chilischoten waschen und abtropfen.
Für die Marinade die Kräuter waschen und trocken schütteln.
Thymian- und Rosmarinblätter abzupfen. Knoblauch schälen. Nun die
Thymian- und Rosmarinblätter, Olivenöl, Zitronensaft, Fenchel und
etwas Salz und Pfeffer in einen Mörser geben. Knoblauch pressen,
hinzugeben und alles zusammen mörsern.
Hähnchenschenkel mit der Marinade bestreichen und zusammen mit
dem Rest der Marinade in eine heiße Pfanne geben. Braten, bis die
Hähnchenschenkel eine gold-braune Farbe angenommen haben.
Chilischoten in die Pfanne geben, kurz mitbraten und anschließend
zusammen mit dem Fleisch in den vorgeheizten Backofen stellen. Bei
175°C ungefähr 30 – 45 Minuten garen.

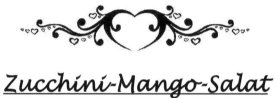

Zucchini-Mango-Salat

Zutaten für 2 Portionen:
1 Zucchini, groß
1 Mango
Kreuzkümmel
Salz
Pfeffer

Zubereitung:
Zucchini waschen, schälen, raspeln und die Mango in kleine Streifen schneiden. Beides zusammen in einer Schale vermischen und kurz ziehen lassen, damit die Zucchini das Mango-Aroma aufnehmen kann. Mit Kreuzkümmeln, Salz und Pfeffer würzen.
Der Salat eignet sich bestens als Beilage für Fisch- und Fleischgerichte.

Zander mit leckerem Fenchel-Gemüse

Zutaten für den Fisch:
1 Bund Dill
400 g Zander
2 EL Olivenöl
2 Fenchelknollen
Salz
Pfeffer

Für den Dip:
1 TL Honig
1 EL Meerrettich
Salz, Pfeffer
1 Zitrone, 1 EL Senf

Zubereitung:
Den Fisch in zwei gleichgroße Stücke schneiden mit Salz und Pfeffer würzen. Den Fenchel in dünne Streifen schneiden und mit etwa 1 EL Olivenöl in eine heiße Pfanne geben und salzen und pfeffern. Dill kleinhacken und hinzufügen.
In einer zweiten Pfanne mit Öl den Fisch ca. 3 Minuten von jeder Seite anbraten. Den Fisch in die erste Pfanne zu den Kräutern hinzufügen und auf niedriger Stufe ruhen lassen.
Honig, Senf, den restlichen Dill, Meerrettich und etwas Zitronensaft in einer kleinen Schüssel verrühren und mit etwas Salz und Pfeffer abschmecken.
Kräuter und Fisch auf einen Teller geben und zusammen mit dem Dip servieren.

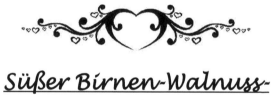

Süßer Birnen-Walnuss-Salat

Zutaten für 2 Portionen:
60 g Walnüsse
1 Kopfsalat, 1 Birne
2 EL Walnussöl, 2 EL Essig, 2 EL Olivenöl
etwas Birnensaft
100 g Käse am Stück

Zubereitung:
Kopfsalat waschen, mit einem Küchentuch trocken tupfen und in kleine Stücke zupfen. Birne ebenfalls waschen, entkernen und in Stückchen schneiden. Birne und Kopfsalat in einer Schüssel miteinander vermischen. 1 EL Olivenöl in eine heiße Pfanne geben und die Walnüsse sowie ein wenig Birnensaft darin anrösten. Dann ebenfalls in die Salatschale geben. Käse in kleine Würfel schneiden und unter den Salat rühren. Walnussöl, Olivenöl und Essig miteinander zu einem Dressing verrühren und mit Salz und Pfeffer abschmecken.

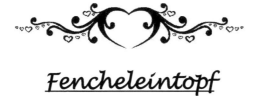

Fencheleintopf

Zutaten für 2 Portionen:
400 ml Gemüsebrühe
2 Fenchel
1 Kartoffel, groß
1 Zwiebel, mittelgroß
2 Möhren
1 Stange Lauch
1 Knoblauchzehe
2 EL Olivenöl

Zubereitung:
Die Zwiebel fein hacken, den Knoblauch schälen und pressen. Mit Öl in einem Topf erhitzen und darin anbraten.

Gemüse waschen, Kartoffel und Möhren schälen und anschließend in grobe Stücke schneiden. Strunk vom Fenchel entfernen und den Fenchel in Scheiben schneiden. Lauch putzen und in Ringe schneiden. Nun kommt das Gemüse zusammen mi der Brühe in den Topf und wird für ca. 2 – 3 Minuten mit der Zwiebel und dem Knoblauch mitgebraten.

Petersilie und Dill waschen, fein hacken und in den Topf geben. Dann kann der Eintopf serviert werden.

Zucchiniröllchen mit Ricotta-Parmesan-Füllung

Zutaten für 2 Portionen:
1 Zucchini, mittelgroß
150 g Ricotta
100 g Parmesan
etwas Zitronensaft
4 Stängel Petersilie
1 EL Olivenöl
Meersalz
Muskat
Pfeffer

Zubereitung:
Zucchini waschen, abtrocknen und Enden entfernen. Anschließend in schmale Streifen schneiden. Petersilie waschen, trocken schütteln und fein hacken. Parmesan mit einem Käsehobel reiben und zusammen mit der Petersilie, etwas Zitronensaft und Ricotta in einer Schüssel vermengen.

Eine Grillpfanne erhitzen und 1 EL Olivenöl hineingeben. Zucchinistreifen von beiden Seiten grillen und sobald Röststreifen erkennbar sind, aus der Pfanne nehmen. Dann die Zucchini aus der Pfanne nehmen, mit der Ricottafüllung bestreichen und aufrollen.

Bei Bedarf die Rolle mit einem Zahnstocher oder Holzstäbchen fixieren und auf zum Servieren auf einer Platte anrichten.

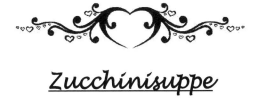

Zucchinisuppe

Zutaten für 2 Portionen:
1 Zwiebel
1 große Kartoffel
2 Zweige
1 Knoblauchzehe
1 Thymianzweig
1 Rosmarinzweig
500 ml Gemüsefond
1 große Zucchini
100 ml Sahne
4 EL Olivenöl
1 EL Butter, Muskat
Meersalz
Pfeffer

Zubereitung:
Zucchini längs vierteln und in ca. 1 cm dicke Stücke schneiden.
Knoblauch und Zwiebel schälen und fein hacken. Die Kartoffeln
ebenfalls schälen und grob reiben. Thymian- und Rosmarinzweige
waschen, trocken tupfen und die Blätter abzupfen. Anschließend die
Blätter klein hacken.
2 EL Öl sowie die Butter in einen heißen Topf geben und die Zwiebel
sowie den Knoblauch darin anschwitzen. Kartoffel hinzufügen und
mit dünsten. Mit dem Fond ablöschen und das Gemüse für ca. 10
Minuten im geschlossenen Topf köcheln lassen.
Topf vom Herd nehmen, Sahne hinzufügen und alles mit dem Mixer
fein pürieren. Anschließend die Suppe mit etwas Muskatnuss, Salz
und Pfeffer abschmecken, in Schälchen anrichten und mit frischen
Kräutern garnieren.

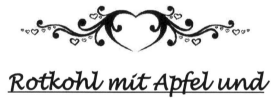

Rotkohl mit Apfel und Orange

Zutaten für 2 Portionen:
800 g Rotkohl
150 g Äpfel, klein gewürfelt
2 Bio-Orangen
etwas Zitronensaft
2 EL Olivenöl
1 EL Zucker
n. B. 2 Sternanis
2 Lorbeerblätter
1 TL Ras el-Hanout Gewürzmischung
1 Zimtstange
Meersalz, n. B. Wasser

Zubereitung:
Äußere, welke Blätter vom Rotkohl entfernen und diesen schließlich
mit dem Gemüsehobel in feine Streifen hobeln. Alternativ kann
hierfür auch ein Messer benutzt werden. Orangen mit heißem
Wasser waschen und abtrocknen. Die Schale mit einer Reibe
abreiben, Orangen halbieren und Saft auspressen.
Den Rotkohl mit Äpfeln, Olivenöl, Orangen- und etwas Zitronensaft in
einen Topf geben und erhitzen.
Sternanis, Lorbeerblätter, Zimtstange, die abgeriebene
Orangenschale und das Ras el-Hanout zum Rotkohl geben und für
mindestens 30 Minuten im zugeschlossenen Topf köcheln lassen.
Zwischendurch immer wieder umrühren und nach Bedarf etwas
Wasser zum Kohl geben, damit dieser nicht anbrennt. Je länger der
Kohl gekocht wird, desto weicher wird die Konsistenz.
Mit etwas Salz und Zucker abschmecken.

Lachshäppchen

Zutaten für 2 Portionen:
3 Eier
100 g Lachsscheiben
1 rote Paprika
3 Scheiben Eiweißbrot
1 EL Mayonnaise
Pfeffer
Salz
1 Bund Schnittlauch

Zubereitung:
Eier kochen, schälen und in Scheiben schneiden. Paprika in Streifen schneiden und den Schnittlauch klein hacken. Das Eiweißbrot mit der Mayonnaise bestreichen, den Schnittlauch darüber streuen und die Brote anschließend mit Lachs, dem Ei und Paprika belegen.

Thunfisch mit würziger Kräuterkruste und Zitrone

Zutaten für 4 Portionen:
4 Thunfischsteaks
1 Bio Zitrone
2 EL Sesamöl

Für die Kräuterkruste:
2 Stängel Rosmarin
2 Stängel Thymian
1 Chilischote
1 Knoblauchzehe
2 EL Sesamöl
1 EL Rosa Beeren Pfeffer
1 TL Zitronenzesten
Meersalz

Zubereitung:
Backofen auf 120° C Umluft vorheizen. Thunfisch waschen und mit Küchenpapier abtupfen. Die Zitrone in Scheiben schneiden, Chilischote fein hacken, Knoblauch schälen und anschließend fein würfeln. Die Rosmarin- und Thymianzweige waschen, Blätter abzupfen und in einen Mörser geben. Zitronenzesten, Knoblauch, die Chilischote, den Rosa Beeren Pfeffer, etwas Meersalz und Sesamöl dazu geben und alles im Mörser zerkleinern. Dann 1 EL Sesamöl in einer Pfanne erhitzen und die Thunfischsteaks von jeder Seite scharf anbraten. Die Kräutermischung auf die Steaks geben und im vorgeheizten Backofen bei 120° C Umluft für etwa 5 – 10 Minuten garen lassen.

Fischpfanne in mediterraner Tomatensauce

Zutaten für 4 Portionen:
1 kg Fischfielt (z. B. Lachs oder Kabeljau)
250 ml passierte Tomaten
500 g Tomaten
200 g schwarze Oliven, entsteint
2 Schalotten
3 - 4 Knoblauchzehen
1 Bio Zitrone, 3 - 4 Rosmarinzweige
3 EL Olivenöl, Muskat
Meersalz, Pfeffer

Zubereitung:
Fisch waschen und mit einem Küchenpapier abtupfen. Danach den Fisch in Stücke schneiden. Tomaten würfeln, Knoblauch schälen und in dünne Scheiben schneiden. Rosmarin waschen, trocken schütteln und die Blätter abzupfen.
Die Zitrone mit heißem Wasser abwaschen, abtrocknen und die Schale abreiben. Dann die Zitrone halbieren und den Saft aus einer Hälfte auspressen, die andere Hälfte der Zitrone in Scheiben schneiden. Schalotten schälen und fein hacken.
Den Fisch mit den Schalotten in einer Pfanne mit Olivenöl erhitzen und darin anbraten. Knoblauch und Tomaten hinzufügen und mitbraten. Die passierten Tomaten und die Rosmarinzweige ebenfalls in die Pfanne geben und alles gut durchrühren.
Zum Schluss mit Muskatnuss, Salz und Pfeffer abschmecken und mit Zitronenscheiben garniert servieren.

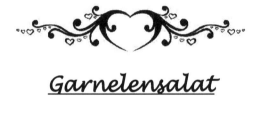

Garnelensalat

Zutaten für 2 Portionen:
200 g Blattsalatmischung
Apfelessig
150 g Garnelen
3 EL Olivenöl
2 EL Kokosöl
1 Knoblauchzehe
Salz
Pfeffer

Zubereitung:
Die Knoblauchzehe mit einer Knoblauchpresse zerkleinern. Garnelen zusammen mit dem Knoblauch und dem Kokosöl in einer Pfanne goldbraun braten. Die Blattsalatmischung mit den Garnelen vermischen. Olivenöl und Apfelessig als Dressing über den Salat geben und mit Muskat, Salz und Pfeffer abschmecken.

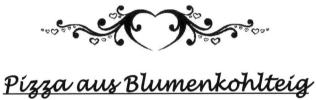

Pizza aus Blumenkohlteig

Zutaten für den Teig:
1 Blumenkohl
200 g Käse gerieben
3 Eier
Salz
Pfeffer

Für die Soße:
500 g passierte Tomaten
1 Knoblauchzehe
Oregano
Belag nach Wahl

Zubereitung:
Rohe Blumenkohlröschen in einen Mixer geben und fein pürieren. Den Brei dann für ca. 8 Minuten in der Mikrowelle erwärmen, um dem Blumenkohl das Wasser zu entziehen, damit der Pizzaboden schön knusprig werden kann. Den Blumenkohl anschließend mit den Eiern, dem Käse sowie etwas Salz und Pfeffer vermengen. Den Teig nun auf ein mit Backpapier belegtes Backblech geben und glattstreichen. Bei 200° C für etwa 20 Minuten in den Ofen geben. In der Zwischenzeit aus passieren Tomaten, gepresstem Knoblauch, Oregano, Salz und Pfeffer eine Soße für die Pizza zubereiten. Pizzateig aus dem Ofen nehmen, einmal wenden und für weitere 5 Minuten ausbacken. Danach den Teig herausnehmen, mit der Soße bestreichen und je nach Belieben belegen (z. B. Pilze, Schinken, Ananas) und mit Belag noch mal 10 Minuten backen.

Pizzarolle

Zutaten für den Teig:
100 g Quark, 2 Eier
100 g Käse, gerieben

Für den Belag:
3 EL Tomatenmark
n. B. Gemüse (z. B. Tomaten, Spinat, Zwiebeln)
n. B. Aufschnitt (z. B. Schinken, Salami)
n. B. Käse, gerieben

Zubereitung:
Den Ofen auf 160° C vorheizen. Für den Teig die ersten drei Zutaten vermengen und wieder auf ein Backblech mit Backpapier gleichmäßig verstreichen. Teig in den Ofen geben und für ca. 15 Minuten backen. Nun die Pizza je nach Belieben mit Gemüse und Aufschnitt belegen und ein wenig geriebenen Käse drüber geben. Für 1 – 2 Minuten nochmal in den Ofen und dann die Pizza vorsichtig aufrollen, damit die Pizzarolle ihre typische Form bekommt.

Maki Sushi

Zutaten für 4 Portionen:
2 Noriblätter, 200 g Naturtofu
3 EL Rapsöl, 40 ml Sojasauce, 3 EL Süßungsmittel (optional)
50 g Tahin (Sesammus)
470 g Blumenkohlröschen, 6 TL Essig
2 EL Mandelmus oder Cashewmus
2 TL Sesamöl, Salz
1 Avocado, 1 Möhre
1 Frühlingszwiebel, n. B. Sojasoße
n. B. Wasabi, n. B. eingelegter Ingwer

Zubereitung:
Tofu in Scheiben und dann in Streifen schneiden. Rapsöl in einer
Pfanne erhitzen und den Tofu 4 - 5 Minuten anbraten.
In der Zwischenzeit Sojasauce mit 2 EL Süßungsmittel und Tahin
mischen, in die Pfanne geben und ungefähr 1 Minute karamellisieren
lassen. Sobald sich auf dem Tofu eine Kruste bildet, diesen aus der
Pfanne nehmen und auf einem Stück Küchenpapier abtropfen lassen.
Die Blumenkohlröschen auf die Größe von Reiskörnern hacken oder
in einen Mixer geben. In eine Schale füllen und eine Mischung aus
Essig, Mandelmus, Sesamöl und 1 EL Süßungsmittel dazugeben,
anschließend mit etwas Salz würzen.
Die Avocado- Fruchtfleisch in Streifen schneiden. Möhre schälen und
in feine Streifen schneiden, Frühlingszwiebel längs halbieren.
Die Noriblätter auf eine Sushimatte legen und auf dem unteren
Drittel gleichmäßig den Blumenkohlreis verteilen. Tofu, Avocado,
Frühlingszwiebel und Möhre gleichmäßig darauflegen und einrollen.
Mit einem leicht befeuchteten Messer die Rollen in mundgerechte
Sushi schneiden. Zusammen mit etwas Sojasauce, Wasabipaste und
Ingwer servieren.

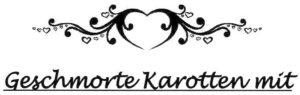

Geschmorte Karotten mit Frischkäse

Zutaten für 2 Portionen:
600 g Karotten
200 ml Gemüsebrühe
Salz
1 Prise Zucker
100 g Frischkäse
2 EL Weißwein
1 EL Senf, scharf
100 ml Gemüsebrühe
1 EL Kerbel, gehackt
4 Eier
1 Schuss Essig
n. B. Kerbelblätter

Zubereitung:
Karotten schälen und längs halbieren. 200 ml Gemüsebrühe in einem Topf aufkochen, die Karotten hineingeben, mit Salz und 1 Prise Zucker würzen und zugedeckt bei milder Hitze 12 - 15 Minuten garen.
Frischkäse mit 2 EL Weißwein, 1 EL scharfem Senf, 100 ml Gemüsebrühe und 1 EL gehacktem Kerbel verrühren, bis eine glatte Sauce entsteht.
Nun die Eier in kochendem Wasser mit etwas Essig 6 Minuten lang kochen. Die Sauce unter Rühren erhitzen und mit Salz würzen. Die Eier abschrecken und die Schale entfernen.
Karotten mit den Eiern und der Sauce auf Tellern anrichten. Mit einigen Kerbelblättchen garnieren.

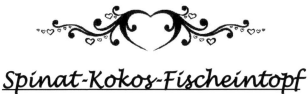

Spinat-Kokos-Fischeintopf

Zutaten für 4 Portionen:

600 g Kabeljaufilets

200 g grüne Bohnen

200 g Champignons

200 g Baby-Blattspinat

20 g Ingwer

1 Chilischote

2 Dosen Kokosmilch

800 ml Hühnerbrühe

Salz

Zucker

4 EL Limettensaft

16 Stiele Koriandergrün

Zubereitung:

Ingwer schälen und anschließend in Scheiben schneiden. Chilischote in kleine Ringe schneiden. Beides mit Kokosmilch und Hühnerbrühe in einen Topf geben, salzen und aufkochen lassen. Die Bohnen und Pilze putzen und halbieren. Den Spinat waschen und trocken schütteln. Nun die Bohnen in den Kokos Sud geben und alles 4 Minuten garen lassen. Pilze in den Topf geben und ebenfalls für 2 Minuten mit garen lassen. Mit Salz, 1 Prise Zucker und Limettensaft abschmecken. Den Spinat untermischen. Fisch in grobe Stücke schneiden und ebenfalls in den Topf geben. Bei mittlerer bis milder Hitze 5 - 7 Minuten garen lassen. Mit Korianderblättchen bestreut servieren.

Zucchini-Scheiben mit Käse und Kräutern

Zutaten für 2 Portionen:

1 gelbe Zucchini

1 grüne Zucchini

100 g Feta

5 - 6 Stängel Petersilie

4 EL Olivenöl

1 TL Sesam

Meersalz

Pfeffer

Zubereitung:

Zucchini putzen, dann in Scheiben schneiden, auf einen Teller geben und mit Olivenöl beträufeln. Anschließend mit Meersalz und Pfeffer würzen.

Fetakäse in kleine Würfel schneiden. Petersilie waschen und trocken schütteln und fein hacken. Zusammen mit dem Feta und dem Sesam über die Zucchinischeiben geben und servieren.

Schweinebraten mit Kräutern

Zutaten für 4 Portionen:

1,5 kg Schweinerücken (ohne Knochen, z. B. Kotelettbraten)

10 Thymianzweige, 1 Bund Basilikum

100 g Pinienkerne, 2 Knoblauchzehen

50 ml Olivenöl, 1 EL Senf

4 - 5 Stiele Salbei, Meersalz

10 Rosmarinzweige

Pfeffer

Zubereitung:

Kräuter waschen, trocken schütteln und grob hacken. Zusammen mit den Pinienkernen in einen Mörser geben und zerkleinern. Knoblauch mit der Presse zerkleinern und zu der Kräutermischung hinzufügen, mit Olivenöl, Senf, Salz und Pfeffer in einer Schüssel vermengen. Fleisch waschen und mit einem Küchenpapier trocken tupfen. Dann den Schweinerücken in der Mitte zu ¾ mit einem scharfen Messer einschneiden. Fleisch vorsichtig auseinander klappen, mit der Kräutermischung bepinseln und mit einem Küchengarn wieder zusammenbinden. Das Fleisch im vorgeheizten Backofen bei 180° C Ober-/Unterhitze für etwa 30 Minuten garen. Um den austretenden Bratensaft aufzufangen, empfiehlt es sich ein Blech oder eine Schüssel unter den Rost zu stellen. Nach 30 Minuten wenden und dann weitere 60 Minuten garen, zwischendurch noch einmal umdrehen. Schweinebraten dann aus dem Ofen nehmen und für wenige Minuten ruhen lassen. Das Küchengarn entfernen, den Braten mit einem scharfen Messer in Scheiben schneiden und servieren.

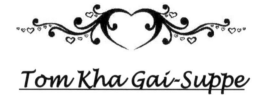

Tom Kha Gai-Suppe

Zutaten für 4 Portionen:

800 ml Kokosmilch
400 g Hühnerbrust
150 g Champignons
250 ml Gemüse- oder Hühnerbrühe
4 Stangen Zitronengras
1 Stück Ingwer
3 rote Chilischoten
3 EL Sojasoße
5 Limettenblätter
etwas Limettensaft
1 TL Zucker, braun
Sojasauce

Zubereitung:

Hühnerbrust waschen und in schmale Streifen schneiden. Die Champignons putzen und vierteln. Zitronengras mit einem Fleischklopfer weichklopfen – So können sich die Aromen in der Suppe später besser entfalten.

Brühe und die Hälfte der Kokosmilch in einen Topf geben und zum Kochen bringen. Zitronengras, Ingwer, Chilischoten, Sojasoße und Limettenblätter hinzufügen und für ca. 10 Minuten köcheln lassen.

Pilze hinzugeben und für nochmals 5 Minuten mitköcheln lassen. Danach folgt das Hühnerfleisch, das für etwa 5 Minuten in der Suppe gegart wird. Zum Schluss die restliche Kokosmilch hinzugießen und die Suppe mit Limettensaft, braunem Zucker und etwas Sojasoße abschmecken.

Zum Servieren in tiefe Teller oder Schüsseln füllen und vorher das Zitronengras, die Limettenblätter und Chilischoten wieder aus der Suppe nehmen.

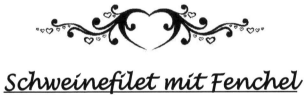

Schweinefilet mit Fenchel

Zutaten:
300 g Champignons
2 Fenchelknollen
6 Stiele Petersilie
4 El Olivenöl
2 Schweinefilets (250 g)
200 ml Kochsahne (15 % Fett)
200 ml Gemüsebrühe
1 TL getrockneter Thymian
4 TL Zitronensaft
Salz
Pfeffer

Zubereitung:
Champignons und die Fenchelknollen putzen und beides in ca. 1 cm breite Spalten halbieren. Pilze und Fenchel in einer Pfanne mit etwas Öl goldgelb anbraten und auf einen Teller legen. Petersilie waschen, trocknen und die Petersilienblättchen klein hacken. Etwas Öl in einer Pfanne bei mittlerer Stufe für 7 Minuten garen, salzen und pfeffern.

Schweinefilets nun in Medaillons schneiden, mit etwas Olivenöl einreiben und mit Salz und Pfeffer würzen. Anschließend in einer Pfanne von jeder Seite für etwa 1 ½ Minuten anbraten, bis das Fleisch eine hellbraune Farbe hat. Kochsahne und Brühe hinzugeben, aufkochen lassen und mit Thymian, Salz und Zitronensaft abschmecken. Gemüse hinzufügen und nochmal für 2 Minuten in der Sauce erwärmen. Mit Petersilie garnieren und servieren.

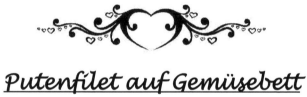

Putenfilet auf Gemüsebett

Zutaten:

300 g Putenfilet
1 Paprika, rote
1 Paprika, gelbe
1 Lauch
40 g Champignons
40 g Cherrytomaten
2 TL Olivenöl
2 Knoblauchzehen
2 Chilischoten, klein
Cashewkerne
Parmesan
Salz
Schwarzer Pfeffer

Zubereitung:

Putenfilet waschen, trocken tupfen und mit Salz und Pfeffer würzen. Eine Grillpfanne mit dem Öl bestreichen und das Fleisch darin von beiden Seiten etwa 5 – 6 Minuten anbraten.

Paprika, Pilze, Tomaten und die Lauchstange putzen bzw. waschen, in dünne Streifen schneiden und in einer zweiten Pfanne kurz andünsten. Ebenfalls würzen.

Nun das Gemüse zusammen mit dem Fleisch auf Tellern anrichten und servieren.

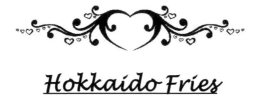

Hokkaido Fries

Zutaten für 4 Portionen:
1 TL frisch gehackte Rosmarinnadeln
750 g Hokkaido-Kürbis
½ TL Paprikapulver, edelsüß
1 TL Salz
3 EL Olivenöl
1 TL Grill- und Pfannengewürz

Zubereitung:
Den Backofen auf 250 Grad vorheizen. Den Kürbis entkernen, in Stifte schneiden (Pommes Frites Größe) und mit den Gewürzen vermengen, ein Backblech mit Backpapier auslegen und die Menge für etwa 15 Minuten auf der obersten Schiene backen, bis die Pommes eine leicht gebräunte Farbe angenommen habe.

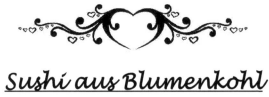

Sushi aus Blumenkohl

Zutaten:
Noriblätter
1 Kopf Blumenkohl
2 g Guarkernmehl (alternativ Frischkäse)
2 EL Reisessig
Eine Prise Zucker (alternativ künstliche Süße z. B. Stevia)
Salz
n. B. Gurke, Avocado, Thunfisch, Paprika, Garnele, Lachs

Zubereitung:
Blumenkohl waschen, in Röschen teilen und so lange in der
Küchenmaschine mixen bis die Blumenkohlstückchen in etwa so groß
sind wie ein Reiskorn.
Nun den Blumenkohl-Reis in einen Topf geben und in Wasser 8 -10
Minuten bei geringer Hitze garen. Durch ein Geschirrtuch abgießen
und vorsichtig ausdrücken. Den Blumenkohl erneut in den Topf
geben und das Guarkernmehl, Reisessig, Zucker und Salz unter
Rühren hinzugeben, bis eine cremige, breiige Konsistenz entsteht.

Ein Noriblatt leicht mit etwas Wasser befeuchten, auf eine Sushi-
Matte legen und eine dünne Schicht vom Reis auftragen und
gleichmäßig verteilen. Nun kann das Blatt nach Belieben belegt
werden wobei das obere Drittel des Blattes frei bleiben muss. Dann
wird das Blatt eingerollt und in ca. 6 gleichgroße Stücke geschnitten.

Lachssuppe

Zutaten:
250 g Austernpilze
250 g Lachsfilet
250 ml Milch
500 ml Fischfond
2 Eigelb
2 EL saure Sahne
1 EL Butter
1 Zwiebel
1 Bund Pimpinelle
Salz
Pfeffer

Zubereitung:
Die Austernpilze putzen und in Stücke schneiden, die Zwiebel schälen und klein hacken. Die Zwiebelwürfel in einem Topf mit Butter geben und glasig anbraten. Die Austernpilze hinzufügen und kurz mit andünsten. Mit Fischfond ablöschen und die Milch beifügen. Alles kurz kochen lassen, mit Salz und Pfeffer würzen und 2 Minuten köcheln lassen.

Topf vom Herd nehmen. Die Sahne mit den Eigelben verquirlen und langsam mit einem Schneebesen unter die Suppe rühren. Den Lachs in kleine Stücke schneiden und in die Suppe geben, den Topf zurück auf den Herd stellen und bei schwacher Stufe für 5 Minuten köcheln lassen.

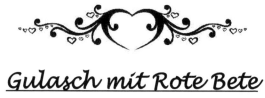

Gulasch mit Rote Bete

Zutaten:

800 g Rindergulasch
500 ml Gemüsefond
400 g Rote Bete
50 g Tomatenmark
2 Knoblauchzehen, 3 - 4 cm Ingwer
3 - 4 Rosmarinzweige, 3 - 4 Stängel Dill
1 Thymianzweig, 2 Lorbeerblätter
2 EL Olivenöl, Saft einer Zitrone
Meersalz, Pfeffer

Zubereitung:

Rote Bete mit einer Bürste waschen und dann etwa 45 - 50 Minuten in Salzwasser kochen. Während die Bete kocht, 2 Knoblauchzehen abziehen und zusammen mit dem Ingwer in Scheiben schneiden. Rosmarinzweige waschen, trocknen, die Blätter entfernen und mit 2 Stängeln Dill kleinhacken.
Zum Marinieren des Rindfleisches nun Olivenöl mit den gehackten Kräutern und etwas Salz vermischen und auf das Fleisch geben. Das Gulasch nun in einem großen Topf scharf anbraten, Tomatenmark hinzugeben und alles gut umrühren.
Mit Gemüsefond ablöschen, Ingwer, Knoblauch, Lorbeerblätter und Thymianzweige hinzugeben und bei mittlerer Hitze für mindestens 1,5 Stunden im geschlossenen Topf köcheln lassen.
Sobald die Rote Bete fertiggekocht ist, diese abgießen, schälen und in Stücke schneiden. Mit etwas Zitronensaft zum Gulasch geben und anschließend mit etwas Salz und Pfeffer abschmecken.
Vor dem Servieren die Lorbeerblätter und den Thymianzweig entfernen und das Gulasch in tiefe Teller oder Schüsseln anrichten. Mit dem restlichen Dill garnieren.

Geschmorte Auberginenröllchen

Zutaten für 4 Portionen:
1 Aubergine (300 – 400 g)
250 g Fetakäse
50 g italienischer Hartkäse (z. B. Parmesan)
2 Knoblauchzehen
3 Zwiebeln, 3 EL Olivenöl
3 TL Tomatenmark, 600 g stückige Tomaten
250 g passierte Tomaten
250 ml Gemüsebrühe
Rosmarin, Salz, Pfeffer, Zucker

Zubereitung:
Zwiebel und Knoblauch schälen und fein würfeln. In einem Topf in Olivenöl glasig dünsten. Das Tomatenmark einrühren und die stückigen sowie passieren Tomaten hinzugeben. Mit Gemüsebrühe aufgießen, aufkochen lassen und mit einer Prise Zucker, etwas Salz und Pfeffer und Rosmarin würzen. 15 - 20 Minuten offen kochen lassen, bis die Konsistenz cremig wird. Seiten der Aubergine abtrennen, in feine Würfel schneiden und in den Topf geben. Den Rest der Aubergine in Scheiben schneiden und für 2 – 3 Minuten in Salzwasser blanchieren. Dann die Auberginen herausnehmen, abschrecken, trocken tupfen und mit etwas Salz und Pfeffer würzen. Schafskäse in gleichmäßige Stifte schneiden und auf jeweils eine Auberginenscheibe legen und aufrollen. Das Tomaten-Sugo in eine feuerfeste Form füllen und die Auberginenröllchen darauf verteilen. Parmesan darüber reiben und im vorgeheizten Ofen bei 220° C 12 – 15 Minuten backen.

Paprikasuppe

Zutaten für 4 Portionen:
1 kg Paprikaschoten, gelb
200 ml Schlagsahne
2 Zwiebeln
800 ml Gemüsebrühe
5 EL Fetakäse, zerkrümelt
Salz, Pfeffer
2 Knoblauchzehen
2 EL Olivenöl

Zubereitung:
Paprikaschoten in Stücke schneiden. Knoblauch und Zwiebel fein hacken. Olivenöl in einem Topf erhitzen und die Paprika, Zwiebeln und Knoblauch darin sanft anschwitzen. Mit Brühe und Sahne ablöschen und für weitere 20 Minuten köcheln lassen. Mit einem Stabmixer alles pürieren und ein letztes Mal aufkochen lassen. Mit Salz und Pfeffer abschmecken und zum Servieren mit etwas zerkrümelten Fetakäse garnieren.

Spargel im Gouda-Speckmantel

Zutaten für 2 Portionen:
500 g Spargel, weiß
n. B. Wasser
Kochschinken
1 pro Spargelstange
Gouda, 1 pro Spargelstange
Frühstücksspeck
1 pro Spargelstange

Zubereitung:
Spargel schälen und von den holzigen Enden befreien. Wasser in einem Topf zum Kochen bringen und den Spargel darin für 7 Minuten kochen, damit er noch nicht vollkommen durchgegart wird. Eine Scheibe Gouda auf eine Scheibe Kochschinken legen, jeweils eine Spargelstange darauf platzieren und einrollen. Zum Schluss noch mit einer Scheibe Speck ummanteln und für ca. 10 – 15 Minuten bei 200° C im Backofen backen.

Knusper-Camembert und Tomaten-Rucola-Salat

Zutaten für den Camembert:
4 Camembert's,2 Eier
½ Tl Cayennepfeffer, 60 g Mandelmehl
60 g Sesamsaat, 16 El Öl, Salz

Für den Salat:
600 g Tomaten, 200 g Rucola, Salz
1 TL Koriandersaat, 2 Schalotten
4 El Balsamico-Essig, ½ TL Chiliflocken, 1 TL Honig, 6 EL Olivenöl

Zubereitung:
Eier mit Cayennepfeffer und ein wenig Salz in einem tiefen Teller verquirlen. Mandelmehl und Sesam auf 2 flache Teller geben. Camemberts zuerst in der Ei-Mischung wenden und dann in das Mandelmehl drücken. Das überschüssige Mandelmehl leicht abschütteln. Dann wieder in die Ei-Mischung legen und zum Schluss im Sesam wenden und fest andrücken, damit sie beim Braten nicht abfallen kann.
Für den Salat: Tomaten und Rucola in kleine Stücke schneiden. Die Schalotten fein würfeln. Koriandersaat ohne Öl in einer Pfanne anrösten und anschließend in einem Mörser zerkleinern. Alles in einer Schüssel miteinander vermengen. Für das Dressing Olivenöl, Essig, Honig, Chiliflocken und etwas Salz vermengen und über den Salat geben. Öl in einer Pfanne erhitzen und den Käse bei mittlerer Hitze von jeder Seite 4 – 5 Minuten braten, bis sie goldbraun geworden sind. Käse auf einem Küchenpapier leicht abtropfen und mit dem Salat servieren.

Gebratenes Zanderfilet mit Gemüsebeilage

Zutaten für 4 Portionen:
4 Zanderfilets mit Haut, 120 g Naturreis
2 Schalotten, 2 Paprika, rot
2 Paprika, gelb, 200 g Brokkoli
2 Bio-Zitronen, 1 Bund Dill
4 EL Olivenöl, 4 EL Butter
Meersalz
Pfeffer

Zubereitung:
Zanderfilets waschen und mit einem Küchenpapier trocken abtupfen.
Mit einem scharfen Messer auf der Haut kleine Risse machen. Den
Backofen auf 160° C vorheizen. Das Gemüse waschen und
abtrocknen. Den Reis nach Packungsanleitung kochen. Schalotte
schälen, fein würfeln und die Paprika zu kurzen Streifen verarbeiten.
Brokkoliröschen vom Stiel schneiden. Dill waschen, schütteln bis er
getrocknet ist und fein hacken. Zitrone ebenfalls waschen,
abtrocknen und anschließend in Scheiben schneiden.
2 EL Butter und 2 EL Öl in einer Pfanne erhitzen und Zanderfielt auf
der Hautseite etwa 5 Minuten braten. Dann die Filets aus der Pfanne
nehmen und in eine feuerfeste Form legen. Für ca. 10 Minuten
garen.
Währenddessen noch mal einen Schuss Öl in die Pfanne geben und
die Schalotte darin anschwitzen. Danach kann das restliche Gemüse
hinzugefügt werden. 1 EL Butter dazugeben und mit Meersalz und
Pfeffer würzen. Den Fisch zusammen mit dem Reis und dem Gemüse
auf einen Teller anrichten. Zitronenscheiben auf den Fisch legen und
servieren.

Steckrüben - Pastinaken - Möhren - Mus

Zutaten für 2 Portionen:
Salz und Pfeffer, 600 g Steckrüben
Rosmarin, 300 g Möhren
Thymian, 100 g Pastinaken
1/2 TL Kurkuma, 1 mittelgroße Zwiebel
1 TL Curry, 200 ml Kokosmilch
500 ml Wasser, 6 EL Olivenöl

Zubereitung:
Die Steckrüben werden gewaschen, geschält und in große Stücke geschnitten. Danach werden diese auf ein mit Backpapier belegtes Backblech gegeben, mit 2 EL Olivenöl beträufelt und mit Salz und Pfeffer gewürzt. Dann können diese bei 180 °C für 25 - 30 Minuten im Backofen auf mittlerer Schiene garen. In der Zwischenzeit werden die Möhren sowie die Pastinaken gewaschen, geschält und in Würfel geschnitten. Danach werden diese auf ein separates Backblech gegeben, mit 2 EL Öl beträufelt, mit Salz und Pfeffer gewürzt und über die Steckrüben im Ofen für 15 - 20 Minuten gegart. Jetzt können die Zwiebeln geschält und fein gehackt werden, damit diese in einem Topf mit dem restlichen Öl angebraten werden können. Wenn die Pastinaken und die Möhren fertig gegart sind, werden diese aus dem Ofen genommen und mit den Zwiebeln im Topf angebraten. Dies wird anschließend mit der Kokosmilch und dem Wasser abgelöscht. Sobald die Steckrüben fertig sind, werden diese ebenfalls zu dem Gemüse im Topf gegeben. Je nach gewünschter Konsistenz kann nun noch etwas Wasser hinzugefügt werden. Nun wird alles mit den Gewürzen abgeschmeckt und anschließend mit einem Stabmixer püriert.

Linsensuppe

Zutaten für 2 Portionen:

200 g Linsen, braun

2 Zwiebeln, mittelgroß

2 Knoblauchzehen

5 Möhren

300 g Knollensellerie

1,5 l Gemüsebrühe

2 Stangen Lauch

2 EL Senf

1 TL Zucker

1 EL Öl

3 EL Balsamico-Essig

2 Lorbeerblätter

Thymian

Salz

Pfeffer

Zubereitung:

400 ml Gemüsebrühe mit den Linsen in einem Topf aufkochen.
Lorbeerblätter, etwas Salz und Pfeffer hinzugeben und bei mittlerer
Stufe für 40 Minuten köcheln lassen. Sellerie und Möhren waschen,
schälen und fein würfeln. Den Lauch in feine Ringe schneiden.
Zwiebel und Knoblauch schälen und fein hacken. Öl in einer Pfanne
erhitzen und Gemüse, Knoblauch und Zwiebeln darin für 5 - 10
Minuten anbraten.
Gemüse mit der restlichen Brühe ablöschen und einköcheln. Danach
in den Topf zu den Linsen geben und alles gut umrühren.
Lorbeerblätter aus der Suppe nehmen und die Suppe je nach
Geschmack mit Balsamico-Essig, Thymian, Pfeffer und Salz
verfeinern.

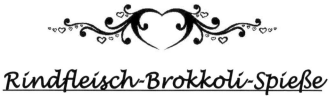

Rindfleisch-Brokkoli-Spieße mit Mango-Dip

Zutaten:
750 g Rinderfilet
400 g Brokkoli, 300 g Feldsalat
Meersalz, Pfeffer
Olivenöl

Für den Dip:
100 g Mango
1 TL Schwarzer Sesam
½ Chilischote
2 cm Ingwer, frisch gerieben
1 Knoblauchzehe, 2 EL Orangensaft
Meersalz, Pfeffer
1 TL Zitronensaft

Zubereitung:
Fleisch in gleichgroße Würfel schneiden und zur Seite stellen.
Brokkoliröschen vom Stil abschneiden und abwechselnd mit dem
Rindfleisch auf lange Holzspieße stecken. Mit Meersalz und Pfeffer
würzen.
Mango, Knoblauchzehe und die Chilischote fein schneiden. Die
Zutaten in eine Schüssel geben und vermengen, bis der Dip eine
breiartige Konsistenz aufweist.
Olivenöl in einer Pfanne erhitzen und die Fleisch-Brokkoli-Spieße
darin von jeder Seite anbraten.
Zum Schluss die Spieße auf einen Teller geben und zusammen mit
dem fruchtigen Dip servieren.

Erbsensuppe

Zutaten für 4 Portionen:

800 g Erbsen

2 Stangen Lauch

2 Knoblauchzehen

1 Bio-Zitrone

15 g Ingwer

2 mittelgroße Zwiebeln

1 L Gemüsebrühe

400 ml Sahne

4 EL Olivenöl

Muskatnuss

Pfeffer

Salz

Zubereitung:

Die Zwiebeln schälen und fein hacken. Knoblauchzehen pressen.
Lauch waschen, unteres Ende entfernen und in Ringe schneiden.
Zitrone gründlich abwaschen, die Schale abreiben und die Zitrone
halbieren und auspressen.
In einem großen Topf das Öl erhitzen und Zwiebeln zusammen mit
Knoblauch und Lauch darin andünsten. Erbsen hinzugeben,
mitdünsten und mit der Brühe ablöschen. Anschließend mit Salz und
Pfeffer abschmecken und bei mittlerer Hitzestufe für 10 – 15
Minuten köcheln lassen.
Ingwer waschen, schälen und in feine Würfel schneiden und
zusammen mit dem Zitronenabrieb in die Suppe geben. Nun alles gut
mit einem Stabmixer pürieren. Vorsichtig die Sahne in die Suppe
einrühren und vor dem Servieren erneut mit Pfeffer, Salz und
Zitronensaft abschmecken.

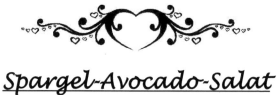

Spargel-Avocado-Salat

Zutaten für 4 Portionen:
1 kg Spargel, weiß oder grün
2 Avocados
300 g Mozzarellabällchen
300 g Kirschtomaten
10 Stiele Basilikum
10 EL Olivenöl
10 EL Balsamico-Essig
Salz
Pfeffer

Zubereitung:
Spargel schälen und etwa 15 Minuten in gesalzenem Wasser kochen.
Währenddessen die Avocados halbieren, Kern entfernen und die
Frucht in mundgerechte Stücke schneiden. Kirschtomaten und die
kleinen Mozzarellakugeln halbieren. Spargel ebenfalls in kleine
Stücke schneiden und zusammen mit der Avocado, den Tomaten und
dem Mozzarella in eine Schale geben.

Für das Dressing die frischen Basilikumblätter zerhacken, Olivenöl
und Essig miteinander vermischen und alles mit Salz und Pfeffer
abschmecken.

Das Dressing nun über den Salat geben und servieren.

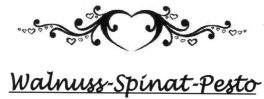

Walnuss-Spinat-Pesto

Zutaten:

200 g Spinatblätter
100 g Walnusskerne
2 Knoblauchzehen
100 ml Olivenöl
½ TL Pfeffer, gemahlen
1 Prise Salz, 1 Bio-Zitrone
1 Prise Kreuzkümmel, 3 EL Hefeflocken (optional)

Zubereitung:

Spinatblätter putzen, waschen und abtrocknen. Walnüsse grob hacken, den Knoblauch schälen und grob schneiden oder alternativ pressen. Spinat, Walnüsse, Olivenöl und Knoblauch in einen Mixer geben und zu einem Pesto mixen. Optional können für einen käsigen Geschmack Hefeflocken dazugegeben werden. Die Zitrone gut waschen und mit einer Reibe etwas von der Schale abreiben. Zum Schluss das Pesto mit der abgeriebenen Schale, Salz, Pfeffer und Kreuzkümmel abschmecken.

Rinderrouladen mit Gemüsefüllung

Zutaten:

3 Rinderrouladen, 150 g Knollensellerie, ½ Paprika, gelbe, Pfeffer
½ Paprika, rote, 2 Zwiebeln, 2 Möhren, 300 ml Gemüsefond
1 eingelegte Gurke, 200 ml Rotwein, 3 Scheiben Schinkenspeck
1 Lorbeerblätter, 1 Sternanis, 3 TL Dijon-Senf, 2 EL Olivenöl
1 Spritzer Flüssigsüßstoff, 1 TL Fünf-Gewürze-Pulver, Meersalz

Zubereitung:

Rouladen mit einem Fleischklopfer gleichmäßig dünn klopfen.
Zwiebeln schälen, dann in Würfel schneiden. Gurke in Scheiben
schneiden, Paprika und Möhren in Streifen schneiden. Knollensellerie
schälen und in Würfel schneiden. Rouladen mit je 1 TL Senf
bestreichen und mit Salz und Pfeffer würzen. Speck auf den Senf
legen. Am Ende der Rouladen Gurke, Paprika- und Zwiebelstreifen
platzieren und die Rouladen einrollen. Rollen dann mit Küchengarn
zusammenbinden oder mit einem Zahnstocher befestigen. Öl in
einem großen Topf erhitzen und die Rouladen anbraten. Sellerie,
Zwiebel und Möhren hinzufügen und mit anbraten. Mit Rotwein
ablöschen und etwa 5 Minuten zugedeckt kochen lassen, danach den
Fond dazu gießen und aufkochen lassen. Lorbeerblätter, Sternanis
und Fünf-Gewürze-Pulver hinzufügen und alles für etwa 3 Stunden
bei mittlerer Stufe zugedeckt schmoren lassen, die Rouladen
zwischendurch drehen. Die Rouladen herausnehmen und im
vorgeheizten Ofen bei 50° C warmhalten. Den restlichen Inhalt des
Topfes durch ein Sieb abgießen und dabei die Flüssigkeit auffangen.
Die Flüssigkeit dann mit etwas Gemüse zurück in den Topf geben und
mit dem Mixer pürieren. Soße mit Salz, Süßstoff und Pfeffer
abschmecken und die Rouladen mit der Soße servieren.

Gegrilltes Huhn mit Artischocken

Zutaten:

2 Zwiebeln, 400 g Pilze
2 Dose Artischockenherzen
4 Stiele Thymian, 6 EL Öl
4 Hähnchenbrustfilets, 4 Stiele Petersilie
40 g Parmesan, 200 ml Hühnerfond
Salz, Pfeffer

Zubereitung:

Zuerst Zwiebel in Scheiben schneiden, Pilze putzen und halbieren. Die Artischocken abwaschen und in einem Sieb abtropfen lassen und anschließend halbieren. Die Thymianblättchen zupfen Sie von den Stielen ab. Nun erhitzen Sie 1 EL Öl in einer beschichteten Pfanne, geben die Hähnchenbrustfilets hinein und braten sie im heißen Fett von jeder Seite goldbraun an. Danach das Fleisch aus der Pfanne nehmen und ruhen lassen. Jetzt können Sie die Zwiebeln in die Pfanne geben und im Bratfett bei mittlerer Hitze ca. 5 Minuten weich dünsten. Das restliche Öl geben Sie nun in die Pfanne und braten die Pilze darin bei starker Hitze an –anschließend mit der Brühe ablöschen. Geben Sie Artischocken, Thymian und Hähnchenbrust dazu und schmecken alles nach Bedarf mit Salz und Pfeffer ab. Zugedeckt alles 15 Minuten köcheln lassen. Zum Schluss zupfen Sie die Petersilienblätter ab und hacken diese grob. Den Parmesan hobeln Sie ganz fein mit der Reibe. Jetzt können Sie Ihr Hähnchen zusammen mit den Pilzen und dem Gemüse servieren und mit Petersilie und Parmesan bestreuen.

Gegrillte Hähnchenbrust mit Grünkohl und Bohnensalat

Zutaten:
200 g Grünkohl, 2 Hähnchenbrustfilet á 250 g
Eine Prise Curry, 100 g Mangofruchtfleisch
2 EL Butter, 1 TL Zitronenzesten, Muskat

Für den Bohnensalat:
1 Knoblauchzehe, 50 g Bohnen, weiße, 50 g Kidneybohnen
1 cm Ingwer, 30 g getrocknete Tomaten in Öl, ½ Frühlingszwiebel
1 Knoblauchzehe, Limettensaft, 3 - 4 Stängel Petersilie
2 EL Olivenöl, Meersalz, Pfeffer

Zubereitung:
Fleisch mit etwas Curry einreiben. Eine Pfanne mit Öl erhitzen. Filets
von jeder Seite etwa 10 - 15 Minuten grillen. Für den Salat alle
Bohnen in ein Sieb geben, unter fließendem Wasser abspülen und
abtropfen lassen. Knoblauch schälen und mit der Knoblauchpresse
ausdrücken. Getrocknete Tomaten in Stücke schneiden. Petersilie
waschen, trocken schütteln und klein hacken. Frühlingszwiebel
putzen und in feine Ringe schneiden. Alle vorbereiteten Zutaten mit
Olivenöl und Limettensaft in einer Schüssel verrühren, mit Salz und
Pfeffer abschmecken. Grünkohl waschen und gut abtropfen lassen.
Mangofruchtfleisch in Würfel schneiden. Butter in einer Pfanne
zerlassen und Grünkohl und Knoblauch darin anbraten.
Zitronenzesten und Mango dazugeben und gut durchrühren.
Grünkohl mit Salz, Pfeffer und geriebener Muskatnuss abschmecken.
Filets mit Bohnensalat und Grünkohl anrichten und servieren.

Grüner Spargel mit Lachsfilet und Dillbutter

Zutaten für 4 Portionen:
4 Lachsfilet á 250 g
800 g Spargel, grün
2 Bio-Zitronen
3 EL Butter
2 EL Olivenöl
3 - 4 Stängel Dill
Pfeffer
Meersalz

Zubereitung:
Grünen Spargel waschen und Enden abschneiden. Das untere Drittel der Stangen kann bei Bedarf geschält werde. Lachsfielt ebenfalls waschen, mit einem Küchenpapier trocken tupfen und auch die Zitronen heiß abwaschen, trocknen und anschließend in Scheiben schneiden.
Für den Spargel 1 EL Öl und 1 EL Butter in einer Pfanne erhitzen und die Stangen darin für mehrere Minuten anbraten. Dabei die Spargelstangen mehrmals drehen, so dass sie von allen Seiten gebraten werden. In einer zweiten Pfanne 1 EL Öl und 2 EL Butter schmelzen und den Lachs auf der Seite ohne Haut für etwa zwei Minuten braten. Danach die Filets wenden und auf der Hautseite weiter braten.
Zum Schluss den grünen Spargel auf Tellern verteilen und darauf jeweils ein Lachsfilet legen. Etwas von der flüssigen Butter über den Fisch gießen und den Fisch noch mit Dill und Zitronenscheiben garnieren.

Überbackene Paprika mit Gemüse und Huhn

Zutaten für 2 Portionen:
4 Paprika
300 g Hühnerbrustfilet
5 Scheiben Cheddar Käse oder Höhlenkäse
150 g Zucchini
150 g Champignons
2 Schalotten
2 EL Olivenöl
Meersalz
Pfeffer

Zubereitung:
Backofen auf 175 Grad vorheizen.
Paprika halbieren, Zucchini und Champignons putzen und in Stücke
schneiden, Schalotten schälen und fein würfeln. Das
Hähnchenbrustfilet in kleine Stücke schneiden. Etwas Öl in einer
Pfanne erhitzen, das Fleisch und Schalotten darin anbraten.
Champignons und Zucchini dazugeben, alles rundum anbraten und
mit Salz und Pfeffer würzen.

Gemüse-Fleisch-Mischung in die Paprikahälften füllen und mit Käse
bestreuen. Paprika in eine feuerfeste Form stellen und im
vorgeheizten Backofen 10 - 15 Minuten bei 175 ° C überbacken.

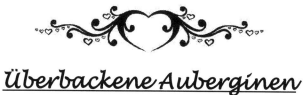

Überbackene Auberginen

Zutaten für 4 Portionen:
4 Auberginen
2 Kugeln Mozzarella
100 g italienischen Hartkäse, (z. B. Grana Padano)
2 Dosen Tomaten, stückige
Salz
Pfeffer
2 TL getrockneter Oregano
10 EL Olivenöl

Zubereitung:
Auberginen putzen und längs in ca. 1 cm dicke Scheiben schneiden. Dann die Scheiben nebeneinander auf die Arbeitsfläche legen, leicht salzen und 10 Minuten ziehen lassen. Mozzarella in kleine Würfel schneiden mit etwas Küchenpapier trockentupfen. Den italienischen Hartkäse fein reiben.

2 Dosen stückige Tomaten in einem Topf erhitzen, kräftig mit Salz, Pfeffer und 1 TL getrocknetem Oregano würzen und bei schwacher Hitze warmhalten. Ofen auf 180° C vorheizen.

Die Auberginenscheiben mit Olivenöl bei mittlerer Hitze in einer Pfanne von beiden Seiten hellbraun anbraten. Dann die Scheiben aus der Pfanne nehmen und zusammen mit der Tomatensauce und dem Käse abwechselnd in einer Auflaufform schichten. Im Ofen auf mittlerer Schiene für 45 Minuten überbacken.

Hühnerbrust mit buntem Salat

Zutaten für 4 Portionen:
800 g Hühnerbrustfilet
800 g bunte Salatmischung
1 Bio-Salatgurke
12 Cherrytomaten
5 - 6 Thymianzweige
4 Knoblauchzehen, 2 EL Kokosöl
Salz, Pfeffer

Für das Dressing:
3 EL Kokosöl, flüssig
Saft einer Limette, 1 EL Orangensaft, 1 TL Agavendicksaft

Zubereitung:
Hühnerbrustfilet waschen, trocken tupfen und in kleine Stückchen schneiden, anschließend mit etwas Salz und Pfeffer würzen. Knoblauchzehen pressen und zusammen mit dem Kokosöl und den Thymian in einer Pfanne erhitzen. Hühnerbruststückchen dazugeben und scharf anbraten. Danach die Hitze etwas reduzieren und bei niedriger Temperatur langsam gar braten. In der Zwischenzeit den Salat waschen und trockenschleudern oder abtrocknen. Gurke und Cherrytomaten waschen, längs halbieren und die Gurke anschließend noch in feine Scheiben schneiden. Für das Dressing alle Zutaten in eine Tasse geben und alles gut durchmischen. Salat auf den Tellern anrichten, Dressing darüber geben und zusammen mit dem Fleisch servieren.

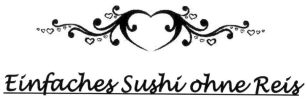

Einfaches Sushi ohne Reis

Zutaten für 1 Portion:

100 g Räucherlachs

100 g Frischkäse

1 TL Senf Sesam

Salz, Pfeffer

Zubereitung:

Den Senf zum Frischkäse geben, gut verrühren und mit Salz und Pfeffer abschmecken.
Ein ca. DIN-4-großes Stück Klarsichtfolie auf der Arbeitsplatte ausbreiten und den Lachs so drauflegen, dass die Folie bedeckt ist.
Die Frischkäsemischung in einen Gefrierbeutel geben und die unterste Ecke des Gefrierbeutels abschneiden, sodass man eine Art Spritztüte erhält. Nun den Frischkäse in einer Bahn auf die untere Kante der Lachsplatte spritzen.
Den Lachs mit Hilfe der Klarsichtfolie zu einer festen Sushirolle drehen und über Nacht in den Kühlschrank legen. Vor dem Servieren die Folie vorsichtig entfernen und die Rolle in gleich große Häppchen schneiden.

ABENDBROT

Grill-Süßkartoffel mit Ei und Avocado

Zutaten für 4 Portionen:
4 Avocados
4 Scheiben Süßkartoffel à 70 g
8 mittelgroße Eier
8 EL Olivenöl
Saft einer Limette
Sesam, Meersalz (Fleur de Sel)
Pfeffer
Chiliflocken

Zubereitung:
Zuerst die Eier etwa 8 bis 10 Minuten kochen, danach kalt abschrecken, schälen und in Scheiben schneiden. Halbieren Sie die Avocados, lösen Sie den Kern und löffeln Sie das Fruchtfleisch heraus. Eine Hälfte der Avocado schneiden Sie in Streifen und beträufeln diese mit Limettensaft. Die andere Hälfte zerdrücken Sie mit einer Gabel, beträufeln es mit Limettensaft und mit Chiliflocken, Salz und Pfeffer würzen. Die Süßkartoffelscheiben legen Sie auf ein mit Backpapier ausgelegtes Backblech und schieben es für etwa 10 Minuten bei 160 Grad in den Backofen. Danach die Kartoffelscheiben in einer mit Öl ausgepinselten Grillpfanne solange braten, bis Röststreifen erkennbar sind, dann wenden.
Zum Schluss streichen Sie das Avocadomus auf die Süßkartoffelscheiben und belegen das Ganze dann mit den Eier- und Avocadoscheiben. Mit Sesam garnieren und Pfeffer und Salz würzen.

Linsensalat mit Schinken und Karotten

Zutaten für 4 Portionen:
200 g Schinken
400 g gekochte Linsen
4 Karotten
12 Walnüsse
1 Schalotte, gewürfelt
2 EL Weinessig
6 EL Öl
½ TL Senf
1 EL Petersilie, gehackt

Zubereitung:
Schneiden Sie die Karotten in Scheiben und den Schinken in Würfel.
Dann geben Sie beides mit den Walnüssen und den Linsen in eine
große Schüssel und verrühren alles miteinander. Verquirlen Sie
Weinessig, Öl, Senf und gehackte Petersilie zu einem Dressing.
Vermischen Sie den Salat mit dem Dressing miteinander und
bestreuen diesen mit den Walnüssen.
Dieser Linsensalat macht auf jeden Fall gut satt.

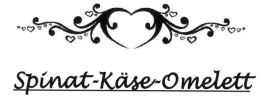

Spinat-Käse-Omelett

Zutaten für 4 Portionen:
100 g frischen Spinat
100 g Gouda
16 mittelgroße Eier
2 Frühlingszwiebel
100 ml Sahne
2 EL Olivenöl
Pfeffer
Meersalz

Zubereitung:
Eier mit der Sahne gut verquirlen und mit Salz und Pfeffer würzen.
Die frischen Spinatblätter waschen, verlesen und abtropfen lassen.
Die Frühlingszwiebel waschen und schneiden und den Gouda reiben.
Die Hälfte der Eimasse geben Sie nun in eine beschichtete mit Öl
erhitzte Pfanne. Wenn die Eimasse stockt, geben Sie Spinat, Gouda
und Frühlingszwiebel auf das Omelett. Erhitzen Sie die Zutaten dann
kurz bis der Käse geschmolzen ist und klappen Sie das Omelett dann
zu. Sorgen Sie dafür, dass die Omeletts warmgehalten werden.
Geben Sie die fertigen Omeletts dafür in den auf 50 Grad
eingestellten Ofen.

Avocado-Ei-Mandel-Quinoa

Zutaten für 4 Portionen:
6 mittelgroße Eier
200 g Quinoa
2 Avocados
20 Mandeln
4 EL Sprossen
Sesam, Saft einer Limette
Pfeffer, Meersalz

Zubereitung:
Kochen Sie die Eier für 8 bis 10 Minuten, dann kalt abschrecken, schälen und in Scheiben schneiden. Den Quinoa waschen, in einen Topf mit Wasser geben und etwa 5 bis 10 Minuten, bedeckt mit einem Deckel, bissfest kochen. Den gekochten Quinoa in einem Sieb gut abtropfen lassen. Dann den Quinoa mit der Hälfte des Limettensafts verrühren, mit Pfeffer und Salz abschmecken und in kleine Schälchen verteilen. Die Sprossen waschen und abtropfen lassen. Die Avocados von ihren Kernen befreien, in Streifen schneiden und mit etwas Limettensaft träufeln, damit sie nicht braun werden. Den Quinoa mit den Mandeln, den Eiern, der Avocado und den Sprossen zusammen anrichten und mit Sesam bestreuen. Mit Salz und Pfeffer würzen.

Rotkohlsalat mit Frühlingszwiebeln und Radieschen

Zutaten für 4 Portionen:
3 Frühlingszwiebeln
8 Radieschen
400 g Rotkohl
2 TL Agavendicksaft
1 EL Olivenöl, Saft einer halben Zitrone
Schnittlauch, Petersilie, Pfeffer, Salz

Zubereitung:
Radieschen und Frühlingszwiebel waschen, putzen und in feine Ringe bzw. Streifen schneiden. Sie können die Radieschen auch mit einer Reibe reiben. Rotkohl waschen, putzen und in Streifen schneiden. Sie können den Kohl auch mit einer Reibe raspeln. Den geriebenen oder geschnittenen Rotkohl in eine Schüssel geben und mit Olivenöl, Agavendicksaft, Salz und Pfeffer würzen und gut vermengen. Dann noch die Zitrone auspressen und über den Rotkohl träufeln. Den fertigen Rotkohlsalat abdecken und für 30 Minuten rasten lassen. Schnittlauch und Petersilie waschen und fein hacken. Vor dem Servieren das restliche Gemüse und die Kräuter unter den Rotkohl geben und mit Salz und Pfeffer abschmecken.

Tomatensuppe mit Frischkäse und Petersilie

Zutaten für 4 Portionen:
1 kg Tomaten, 200 ml Gemüsefond, 1 Paprika, 3 Knoblauchzehen
2 Zwiebeln, 1 Chilischote, Zitronensaft, 5 - 6 Stängel Basilikum
4 EL Olivenöl, 1 TL Honig, 100 g Frischkäse, ½ Bund Thymian
½ Bund Petersilie, n. b. Wasser, Meersalz, Pfeffer

Zubereitung:
Tomaten und Kräuter waschen und abtropfen lassen, die Tomaten
anschließend klein schneiden. Chilischote waschen, halbieren, die
Kerne entfernen und fein hacken. Basilikumblättchen vom Stiel
zupfen. Zwiebeln und Knoblauch schälen und fein würfeln. Paprika in
Stücke schneiden. In einem großen Topf 1 EL Olivenöl erhitzen und
Zwiebeln, Knoblauch und Basilikumblätter darin anrösten. Danach
die Tomaten zusammen mit dem Gemüse in eine große Auflaufform
geben. Thymianzweige waschen, trocknen und zusammen mit etwas
Öl darüber geben. Alles in der Auflaufform im vorgeheizten Backofen
bei 170 ° C für etwa 30 Minuten backen. Nach Ender der Backzeit die
Thymianzweige wieder entfernen. 2 EL Olivenöl im Topf erhitzen und
Paprika, Chilischote, Tomaten, Zwiebeln, Knoblauch und Basilikum
kurz anbraten. Nun den Topf von der Herdplatte nehmen und alles
mit dem Stabmixer zu einer feinen Masse pürieren. Dann den Topf
mit dem Tomatenpüree wieder auf die Herdplatte stellen und mit
Fond auffüllen. Alles zugedeckt für etwa 20 Minuten einkochen
lassen. Bei Bedarf etwas Wasser dazugeben. Zitronensaft und Honig
zur Tomatensuppe geben und gut verrühren und mit Salz und Pfeffer
abschmecken. Tomatensuppe in tiefe Teller oder Schüsseln geben
und jeweils ein wenig Frischkäse einrühren. Mit etwas gehackter
Petersilie bestreuen und servieren.

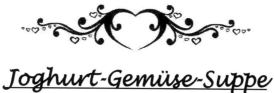

Joghurt-Gemüse-Suppe

Zutaten für 4 Portionen:
500 g Joghurt (3,5 % Fett)
400 ml Gemüsebrühe
2 Eier
1 Paprika, rot
1 Paprika, gelb
1 Zucchini
2 EL Olivenöl
2 Knoblauchzehen
Pfeffer
Salz

Zubereitung:
Paprika waschen und in dünne Streifen schneiden. Knoblauchzehen kleinhacken, Zucchini putzen und würfeln. Nun die Paprika, die Zucchini und den Knoblauch in Olivenöl in einer Pfanne andünsten.

Joghurt, Gemüsebrühe und Eier in einen Topf geben und unter ständigem Rühren fast zum Kochen bringen. Dann vom Herd nehmen und mit Salz und Pfeffer abschmecken und mit einem Stabmixer alles aufschäumen.

Kurz vorm Servieren das angedünstete Gemüse in die Suppe geben.

Kürbissuppe mit gerösteten Cashewkernen

Zutaten für 4 Portionen:
1 Hokkaidokürbis, 2 Schalotten, 3 Karotten, 3 cm Ingwer
1 Chilischote, 40 g Butter
750 ml Gemüsefond, 200 ml Orangendirektsaft
1 EL Zitronensaft, 4 EL Kürbiskernöl, 4 EL Cashewkerne
3 - 4 Stängel Petersilie, Meersalz, Weißer Pfeffer

Zubereitung:
Kürbis waschen und abtrocknen. Anschließend den Kürbis mit einem
großen Messer halbieren und die Kerne mit einem Löffel entfernen.
Den Kürbis dann in kleine Stücke schneiden. Die Karotten schälen
und in Scheiben schneiden. Schalotte und ca. 3 cm vom Ingwer
ebenfalls schälen und in kleine Stücke schneiden bzw. hacken.
Chilischote halbieren, entkernen und in Ringe schneiden. Petersilie
waschen, trocken schütteln und hacken.
Nun die Cashewkerne von allen Seiten in einer Pfanne ohne Öl
anrösten und anschließend mit einem großen Messer grob
kleinhacken. Etwas Butter in einen Topf geben und darin die
Schalotte anschwitzen. Karotten und den Kürbis hinzugeben und
alles scharf anbraten.
Alles mit Fond ablöschen und aufgießen. Chilischote hinzufügen und
alles zugedeckt bei mittlerer Hitze für 15 Minuten köcheln lassen.
Ingwer, Zitronen- und Orangensaft unterrühren und den Topf von
der Herdplatte nehmen. Mit einem Stabmixer schön fein pürieren.
Bei Bedarf noch etwas warmes Wasser zur Suppe geben und noch
einmal durchmixen, bis sie die gewünschte Konsistenz hat. Suppe in
Schälchen oder tiefe Teller füllen und mit Kürbiskernöl beträufeln
und mit Petersilie und Cashewkernen garnieren.

Chili sin Carne

Zutaten für 4 Portionen:
500 g passierte Tomaten
150 ml Gemüsebrühe
100 g Sojageschnetzeltes
50 ml Wasser
2 Paprika, rot
1 Peperoni, rot
1 Peperoni, grün
1 Knoblauchzehe, 1 Zwiebel
1 Möhre, 100 g saure Sahne
3 EL Tomatenmark, 1 EL Sojasauce
1 TL Paprikapulverrosen, scharf
Olivenöl, Salz, Pfeffer

Zubereitung:
Gemüsebrühe in einem Topf erhitzen, die Sojasauce hinzugeben und
auch das Sojageschnetzelte in den Topf legen, wo es etwa 20
Minuten aufquellen muss.

Währenddessen Peperoni, Zwiebel und Knoblauch klein hacken,
Paprika und Möhre waschen und in Würfel schneiden. Dann das
Sojageschnetzelte aus der Brühe nehmen, ausdrücken und in etwas
Öl in einer Pfanne anbraten. Peperoni, Zwiebel und Knoblauch unter
Rühren hinzugeben. Nach etwa 5 Minuten die Paprika, Möhre und
die passierten Tomaten hinzufügen und das Chili so lange köcheln
lassen, bis alles die gewünschte Konsistenz hat.
Unter Rühren das Tomatenmark und das Wasser hinzugeben und mit
Salz und Pfeffer abschmecken.
Das vegetarische Chili in tiefe Teller füllen, einen Klecks der sauren
Sahne darauf geben und servieren.

Auflauf mit Süßkartoffeln und Gemüse

Zutaten für 4 Portionen:
3 Süßkartoffeln á 200 g
2 Zucchini á 400 g
4 große Tomaten
750 ml Passata
1 EL Olivenöl
500 g Gouda, gerieben
1 Zwiebel
2 - 3 Knoblauchzehen
5 - 6 Thymianzweige, Petersilie, Meersalz, Pfeffer

Zubereitung:
Zucchini, Tomaten und Kräuter waschen und abtropfen lassen bzw. abtrocknen. Süßkartoffel schälen und in Scheiben schneiden. Zucchini und Tomaten dann ebenfalls in Scheiben schneiden. Zwiebel schälen und fein würfeln, Knoblauch schälen und in dünne Scheiben schneiden. Petersilie hacken.
Etwas Olivenöl in einem Topf erhitzen und die Zwiebel darin anschwitzen, Süßkartoffel dazugeben und anbraten. Anschließend die Zucchini und den Knoblauch dazugeben und beides kurz mitanbraten. Passata zum Gemüse geben und auf kleiner Hitze für mehrere Minuten zugedeckt köcheln lassen. Nun Tomaten und Petersilie dazugeben und alles gut umrühren.
Topf von der Herdplatte nehmen und das Gemüse mit etwas Salz und Pfeffer würzen, dann in eine Auflaufform geben. Geriebenen Gouda über das Gemüse verteilen und Thymianblättchen oben drauflegen.
Die Form kommt nun bei 175° C für 30 – 40 Minuten in den vorgeheizten Backofen.

Veganer Flammkuchen mit Kürbis, Lauch und Karotte

Zutaten für 1 Portion:
1 Paket Pizzateig, vegan (Lizza-Teigplatte)
½ kleiner Hokkaidokürbis
1 kleine Zwiebel, rot
½ Stange/n Lauch
1 große Karotte
3 Msp. Muskatnuss
n. B. Pflanzen-Öl
125 g Sojaquark (vegane Quarkalternative)
1 TL Senf
Salz
Pfeffer

Zubereitung:
Gemüse waschen, den Kürbis mit einem großen Messer halbieren und anschließend mit einem Löffel von den Kernen befreien. Die Zwiebel schälen und in feine Streifen schneiden. Das restliche Gemüse sowie den Kürbis in 4 - 5 cm lange Stücke schneiden und mit einer Raspel grob hobeln.
Öl in einer Pfanne erhitzen und das Gemüse ca. 15 Minuten braten, bis es gar ist. Mit Salz, Pfeffer und Muskatnuss abschmecken. Ofen auf 200° C vorheizen, Teig mit einer Gabel einstechen, mit Olivenöl bestreichen und für etwa 8 Minuten vorbacken.
In der Zwischenzeit den Sojaquark mit dem Senf und den Gewürzen vermischen. Den vorgebackenen Teig mit dem Sojaquark bestreichen, das Gemüse darauf geben und für weitere 15 Minuten backen.

Gefüllte Zucchini mit Tomaten-Gemüse-Sauce

Zutaten für 4 Portionen:

4 Zucchini, große, 10 Champignons
1 Chilischote, 1 Paprika, rot
500 g Tomaten, stückig
1 Bund Basilikum, 2 Knoblauchzehen
400 g Mozzarella, 1 EL Olivenöl, Meersalz, Pfeffer

Zubereitung:

Zucchini putzen und längs halbieren. Die Kerne aus den Zucchinihälften mit einem Löffel herausschaben, so dass in jeder Hälfte eine gleichmäßige Vertiefung entsteht. Champignons putzen, trockene Stielenden abschneiden und in Stücke schneiden. Paprika waschen, trocknen, halbieren und Kerne entfernen und anschließend in kleine Würfel schneiden. Chilischote halbieren, Kerne entfernen und in kleine Stücke hacken. Den Knoblauch schälen und fein hacken oder pressen. Basilikum waschen, trocken schütteln und die Blätter vom Stiel zupfen. Die Blätter sehr fein hacken.
Öl in einen Topf geben und Champignons, Paprika, Chilischote und Knoblauch anschwitzen. Tomaten dazugeben und alles miteinander gut verrühren. Basilikum zur Sauce geben und diese dann noch mit Salz und Pfeffer abschmecken. Die fertige Tomaten-Gemüse-Sauce in die Zucchinihälften füllen und alles mit Mozzarella bestreuen.
Nun kommen die Zucchini in eine feuerfeste Form und werden für ca. 20 Minuten bei 180° C Umluft im vorgeheizten Backofen auf mittlerer Schiene gegart.

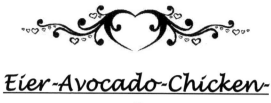

Eier-Avocado-Chicken-Salat

Zutaten für 4 Portionen:
1 Avocado
300 g Hähnchenbrustfilet
6 Eier, Größe M
60 g Mayonnaise
100 g Basilikum, frisch
Meersalz
Pfeffer

Zubereitung:
Hähnchenbrustfilet waschen und trocken tupfen und in mundgerechte Stücke schneiden. Einen Topf mit Wasser befüllen, etwas Salz ins Wasser geben, und das Wasser zum Kochen bringen. Das Hähnchenbrustfielt in das kochende Wasser hineinlegen, Hitze reduzieren und das Fleisch für etwa 10 – 15 Minuten durchgaren lassen. Nach Ende der Garzeit das Fleisch in einem Sieb abtropfen lassen und abkühlen lassen. Die Eier werden im Eierkocher oder alternativ im kochenden Wasser für 8 – 10 Minuten hart gekocht, kalt abgeschreckt, gepellt und in kleine Stückt geschnitten. Avocado halbieren, entkernen und das Fruchtfleisch mit einem Löffel aus der Schale lösen. Nun wird die Frucht in kleine Würfel geschnitten. Basilikum waschen und trocken schütteln, dann die Blätter abzupfen und grob hacken. Eier, Avocado, Mayonnaise, Basilikum und Fleischstücke in eine Schüssel geben und mit Salz und Pfeffer würzen. Alles vorsichtig durchrühren und auf Tellern servieren.

Kohlrouladen mit veganer Füllung auf Tomatensauce

Zutaten für 4 Portionen:
10 Möhren, mittelgroß, 4 Champignons, 8 Blätter Wirsing
2 Zwiebeln, kleine, n. B. Wasser, 1 Dose Tomaten, gewürfelt
50 ml Sojamilch, 1 EL Mandelmus, 1 TL Senf, n. B. Öl (z. B. Olivenöl)
n. B. Stiele Petersilie, Salz, Pfeffer

Zubereitung:
Die Möhren schälen, in Stücke schneiden und in einem Topf mit
Salzwasser weichkochen. Die Wirsingblätter hinzufügen und für 1 – 2
Minuten blanchieren. Wirsingblätter und Möhren aus dem Topf
nehmen und zur Seite stellen.
Zwiebel und Champignons würfeln und in einer Pfanne mit etwas Öl
anbraten. Mit Salz und Pfeffer würzen. Die Champignons und Zwiebel
kommen in eine Schale zu den Möhren. Senf, Mandelmus, und je
nach Geschmack etwas Petersilie dazugeben. Mit Sojamilch wird nun
alles zu einem Stampf verarbeitet.
Jetzt werden aus den Wirsingblättern und dem Möhrenstampf
Rouladen geformt. Dazu ein Wirsingblatt ausbreiten und mit einem
Esslöffel eine geringe Menge des Möhrenstampfes auf das Blatt
geben. Dann das Wirsingblatt zusammenrollen, mit einem zweiten
Wirsingblatt nochmals umschließen und ggf. mit einem Zahnstocher
befestigen. Für die Tomatensauce die verbliebene Zwiebel würfeln
und in einem Topf mit etwas Öl anbraten. Die Dosentomaten
dazugeben und alles mit Salz und Pfeffer würzen. Für etwa 5 Minuten
köcheln lassen. Öl in einer Pfanne erhitzen und die Rouladen bei
starker Hitze von beiden Seiten anbraten, bis sie eine leichte Bräune
angenommen haben. Vor dem Anrichten die Zahnstocher entfernen
und die Kohlrouladen auf der Tomatensauce servieren.

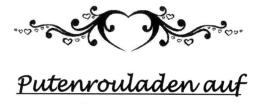

Putenrouladen auf Blattspinat

Zutaten für 4 Portionen:
500 g TK Blattspinat
2 Putenschnitzel
n. B. Öl
90 g Blauschimmelkäse
4 Scheiben Schwarzwälder Schinken
1 Zwiebel, 1 Knoblauchzehe, Salz, Pfeffer

Zubereitung:
Spinat auftauen lassen. Zwiebel schälen und fein schneiden. Knoblauch schälen und fein hacken oder mit einer Knoblauchpresse auspressen. Eine Frischhaltefolie über die Putenschnitzel ausbreiten und vorsichtig platt klopfen. Dann das Fleisch aus der Folie nehmen, salzen und pfeffern, und den aufgetauten Spinat auf das Fleisch geben, zusammenrollen und mit einer Scheibe Schinken umwickeln, ggf. mit Zahnstochern feststecken. Die Rouladen nun in einer Pfanne mit etwas Öl scharf anbraten. Den Backofen auf 200° C vorheizen, die Rouladen in eine feuerfeste Form geben und für 25 Minuten im Backofen garen lassen. In der Zwischenzeit die geschnittene Zwiebel sowie den Knoblauch in etwas Butter anbraten. Den restlichen Spinat und den Blauschimmelkäse hinzugeben und mit Salz und Pfeffer abschmecken. Nun das Bett aus Blattspinat auf Tellern anrichten. Die Rouladen aus dem Ofen nehmen, schräg durchschneiden und auf dem Blattspinat platzieren.

Bunter Salat mit Hähnchenbrust und Walnusskernen

Zutaten für 4 Portionen:
300 g Hähnchenbrustfilet
200 g Salat (z. B. Eisberg, Endivien, Lollo Rosso)
½ rote Zwiebel
100 g Tomaten
50 g Walnusskerne
50 g Radieschen,
3 EL Olivenöl, Meersalz, Pfeffer

Zubereitung:
Salat waschen, in der Salatschleuder trocknen und anschließend die Salatblätter klein zupfen. Tomaten waschen und in Stücke schneiden. Zwiebel schälen und in dünne Ringe schneiden. Radieschen putzen und in Scheiben schneiden. Dann alles in eine Salatschüssel geben.

Hähnchenbrustfilet waschen und mit einem Küchenpapier trocken tupfen. Fleisch in Stücke schneiden und 1 EL Olivenöl in der Pfanne erhitzen um die Hähnchenstücke darin rundum goldbraun zu braten. Fleisch und Salat mit Salz und Pfeffer würzen. Den Salat auf Tellern anrichten und mit Olivenöl beträufeln. Walnüsse und die noch heißen Hähnchenbrustfiletstücke auf den Salat verteilen und servieren.

Kürbissuppe mit Kokosmilch

Zutaten für 4 Portionen:

½ Hokkaidokürbis

1 Zwiebel

2 Möhren

150 ml Kokosmilch

350 ml Gemüsebrühe

2 EL Olivenöl

10 g Ingwer

Geriebene Muskatnuss

Currypulver

Petersilie, Pfeffer, Salz

Zubereitung:

Zwiebel schälen und fein hacken. Öl in einem großen Topf erhitzen und die Zwiebel darin glasig dünsten. Kürbis waschen, halbieren und mithilfe eines Löffels entkernen. Danach in grobe Würfel schneiden. Möhren waschen, schälen und ebenfalls würfeln. Ingwer schälen und in kleine Stücke schneiden. Petersilie waschen und fein hacken. Gemüse und Ingwer in den Topf geben und für 2 - 3 Minuten anbraten. Mit Brühe ablöschen und für 20 - 25 Minuten bei mittlerer Hitze köcheln lassen.

Suppe vom Herd nehmen und alles mit einem Stabmixer pürieren. Kokosmilch in die Suppe gießen und alles gut miteinander verrühren. Anschließend je nach Geschmack mit Currypulver, geriebener Muskatnuss, Pfeffer und Salz abschmecken. Vor dem Servieren mit jeweils mit etwas Petersilie bestreuen.

Kohlrabi-Gratin mit Lachs

Zutaten für 4 Portionen:

4 Lachsfilets

2 Bio-Zitronen

4 Kohlrabi

Salz

Pfeffer

1 TL Thymian

2 EL Öl

Zubereitung:

Den Ofen auf 200 Grad vorheizen. Zuerst die Zitronenschale fein abreiben, Kohlrabi schälen und dabei das zarte Kohlrabigrün beiseitelegen. Kohlrabi halbieren, in dünne Scheiben schneiden und in eine Auflaufform geben. Mit Salz, Pfeffer, Thymian und Zitronenschale würzen. Mit 3 EL Wasser und Öl beträufeln. Den Kohlrabi mit einem Stück Backpapier belegen. Im Ofen auf einem Rost auf der mittleren Schiene 35 Minuten garen. Nun den Lachs salzen. Nehmen Sie das Backpapier vom Kohlrabi, setzen den Lachs darauf und belegen alles mit Zitronenscheiben. Alles weitere 15 Minuten garen. Das Kohlrabigrün fein schneiden und kurz vor dem Servieren über den Lachs geben.

Gebackene Avocado mit Bacon und Ei

Zutaten für 2 Portionen:
2 Avocados
200g Bacon
4 Eier
1 Tomate
1 EL Olivenöl

Zubereitung:
Den Backofen auf 175 Grad vorheizen. Die Avocados längs halbieren. Die Kerne herausnehmen. Das Fruchtfleisch bis auf ca. 1 bis 2 cm zur Schale mit einem Löffel raus heben. Am Boden etwas mehr stehen lassen. Öl in einer Pfanne erhitzen und den Bacon gut anbraten. Er sollte aber nicht zu knusprig werden. Die Hälften der Avocado in eine Auflaufform legen. Je 1 Ei pro Hälfte hineinschlagen. Das Eigelb sollte dabei ganz bleiben. Den Bacon grob zerkleinern und über auf das Ei in den Avocadohälften verteilen. Das Ganze kommt jetzt für 10 bis 15 Minuten in den Backofen. Sie sehen ja, wann das Ei genügend Festigkeit angenommen hat. Tomate waschen, entkernen und fein würfeln. Einfach neben oder auf die Avocadohälften auf den Teller streuen. Fertig!

Pfeffersteak mit Spinat mit Rettich Salat

Zutaten für zwei Portionen:
100 g frischer Blattspinat
einige Stiele Basilikum, 150 g Rettich, 1 EL Olivenöl
2 Rumpsteak ohne Fettrand (à 200g)
1 EL Rapsöl, Meersalz und Pfeffer

Zubereitung:
Spinat und Basilikumblätter waschen, gründlich trocken schütteln und grob zerkleinern. Den Rettich schälen und in sehr dünne Scheiben schneiden. In einer beschichteten Pfanne ohne Fett die Pinienkerne rösten. Den Basilikum und Blattspinat mischen und mit Olivenöl beträufeln. Mit Salz und Pfeffer würzen und den Rettich dazu geben. Je eine Hälfte in einen gut verschließbaren Behälter geben und beiseite stellen. Die Rumpsteaks trocken tupfen und mit frisch gemahlenen Pfeffer einreiben. In einer beschichteten Pfanne Rapsöl erhitzen. Darin die Steaks von beiden Seiten je 2 Minuten scharf anbraten. Mit Salz bestreuen und zugedeckt noch 5 Minuten auf kleiner Hitze ziehen lassen. Herausnehmen und in mundgerechte Stücke schneiden. Auf den Salat legen. Mit den Pinienkernen betreuen. Kühl gestellt schmeckt der Salat noch besser!

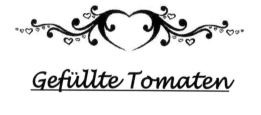

Gefüllte Tomaten

Zutaten für 1 Portion:

3 Tomaten, mittelgroß

3 Eier

Etwas Salz, Pfeffer und Schnittlauch

Zubereitung:

Den Ofen auf 200°C vorheizen. Tomaten waschen und den Deckel abschneiden. Etwa die Hälfte des Fruchtfleisches mit einem Löffel herausholen. In jede Tomate ein Ei schlagen. Den Schnittlauch waschen und klein hacken und anschließend auf die Tomaten streuen. Salz und Pfeffer ebenfalls darauf geben. Nun die gefüllten Tomaten in eine Auflaufform setzen und das restliche Fruchtfleisch drum herum verteilen. Die Deckel wieder auf die Tomaten setzen und alles für ca. 5 – 15 Minuten in den Ofen schieben, je nach gewünschter Festigkeit der Eier.

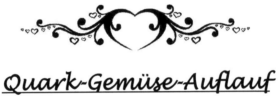

Quark-Gemüse-Auflauf

Zutaten für 1 Portion:

250 g Quark

100 g Zucchini

100 g Paprika, rot

60 g Kochschinken

1 Ei

1 Zwiebel

Etwas Petersilie, Salz und Pfeffer

Zubereitung:

Den Ofen auf 180°C vorheizen und dann eine Auflaufform fetten. Nun alle Gemüsezutaten waschen, bei Bedarf blanchieren und in Stücke schneiden. Kochschinken würfeln. Zwiebel schälen und klein schneiden und anschließend mit dem Ei und dem Quark verrühren. Nun das geschnittene Gemüse und den Schinken unterheben. Kräuter und Gewürze zugeben und alles in die Auflaufform füllen. Für ca. 25 – 30 Minuten im Ofen fertig backen. Es sind als Zutat für diesen Auflauf alle Gemüsesorten erlaubt, probieren Sie gerne auch Bohnen oder Mais.

Seelachs auf Frühlingszwiebeln

Zutaten für 4 Portionen:
750 g Seelachsfilets
2 Bund Frühlingszwiebeln
2 Knoblauchzehe
Salz, weißer Pfeffer, 50 g Butter
200 ml Gemüsebrühe
2 Bio-Limetten

Zubereitung:
Die Frühlingszwiebeln putzen und schräg in 2 cm breite Stücke schneiden. Knoblauchzehen fein hacken. Das Seelachsfilet trocken tupfen, in jeweils 2 Stücke schneiden und rundum mit Salz und weißem Pfeffer würzen. Die Butter in einer beschichteten Pfanne langsam erhitzen. Frühlingszwiebeln und Knoblauch darin bei mittlerer Hitze unter Rühren 2 Minuten andünsten. Legen Sie nun den Fisch auf die Frühlingszwiebeln, geben die Gemüsebrühe dazu und lassen alles zugedeckt bei kleiner Hitze 10 Minuten dünsten. Inzwischen Bio-Limetten waschen und trocknen. 2 TL Schale fein abreiben und Limettensaft auspressen. Limettenschale auf dem Fisch verteilen und die Frühlingszwiebeln mit 1-2 TL Limettensaft abschmecken.

Sesamspinat mit Garnelen

Zutaten für 4 Portionen:

4 EL Sesamsaat

2 Zwiebeln

750 g junger Spinat

10 EL Olivenöl

2 TL Zucker

4 EL Rotweinessig

Salz, Pfeffer, 2 rote Chilischoten

8 geschälte Garnelen (küchenfertig à25g)

Zubereitung:

Die Sesamsaat in einer Pfanne ohne Fett langsam kross rösten.
Zwiebeln halbieren und in Streifen schneiden. Anschließend den
jungen Spinat verlesen, waschen und gut abtropfen lassen. Geben Sie
Olivenöl in eine Pfanne und lassen es langsam heiß werden. Die
Zwiebeln darin glasig dünsten und mit 2 TL Zucker bestreuen. Mit
Rotweinessig ablöschen. Geben Sie den Spinat dazu und lassen ihn
bei mittlerer Hitze kurz zusammenfallen. Chilischoten mehrmals
einritzen und zusammen mit den geschälten Garnelen in einer
Pfanne auf jeder Seite 2 Minuten braten und salzen. Spinat mit
Sesam bestreuen. Sesamspinat mit Garnelen und 2 EL Olivenöl
beträufelt servieren.

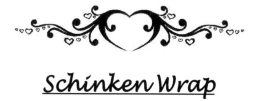

Schinken Wrap

Zutaten für 1 Portion:
2 große Scheiben Kochschinken
2 Eier
Spinat
schwarze Oliven
Frühlingszwiebel
Paprika
Tomaten (alles klein geschnitten)
Salz
Pfeffer

Zubereitung:
Das kleingeschnittene Gemüse in eine Pfanne geben und kurz anbraten. Mit etwas Salz und Pfeffer würzen. Die Eier nun in einer Schüssel verquirlen und über das Gemüse geben. Kurz anbraten bis die Masse die Konsistenz eines Rühreis angenommen hat. Nun aus der Pfanne nehmen und vorsichtig im Schinken einrollen. Eventuell mithilfe eines Zahnstochers sichern. Guten Appetit!

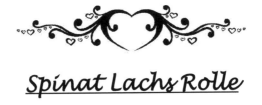

Spinat Lachs Rolle

Zutaten für 2 Portionen:
150 g geräucherten Lachs
200 g Spinat (TK oder frisch)
100 g Frischkäse
100 g geriebenen Käse (Gouda oder Emmentaler)

Zubereitung:
Spinat auftauen lassen oder ganz fein schneiden. Backofen auf 200 Grad vorheizen. Den Spinat zusammen mit dem geriebenen Käse in eine Schüssel geben und gut vermischen. Ein Backblech mit Backpapier auslegen. Die Spinat-Käse-Mischung darauf geben und gleichmäßig verteilen. Es sollte ein großzügiges Rechteck mit einer Dicke von 1 bis 2 cm dabei rauskommen. Das Ganze in den Ofen schieben und gute 15 Minuten backen lassen. Backblech herausnehmen und die gebackene Spinat-Käse-Mischung gleichmäßig mit dem Frischkäse bestreichen. Darauf die Lachsscheiben legen. Jetzt das Ganze zusammenrollen und je nach Geschmack in Stücke schneiden. Auch kalt ein wahrer Genuss!

Zitronengrassuppe mit Champignons

Zutaten für 2 Portionen:
600 ml klassische Gemüsebrühe, 1 Knoblauchzehe
1 Stück Ingwer, 1 rote Chilischote, 1 Limette
2 EL Thai-Fischsauce, 3 Stangen Zitronengras
1 EL Rapsöl, 5 Champignons
4 Stiele Koriander
200 g Fischfilet

Zubereitung:
Schneiden Sie zunächst 30g Ingwer (ungeschält) und das Zitronengras
(gründlich waschen) in grobe Stücke. Nun halbieren Sie die
Chilischote längs und entkernen und waschen sie diese. Geben Sie
etwas Öl in einen Topf und erhitzen Sie es. Dünsten Sie anschließend
das Zitronengras bei mittlerer Hitze 1 Minute und geben Sie die
Ingwerstücke und eine Hälfte der Chilischote dazu. Füllen Sie den
Topf mit der Brühe auf und lassen Sie das Ganze bei mittlerer Hitze
für 20 Minuten kochen. Währenddessen schälen Sie die restlichen
10g Ingwer und den Knoblauch und schneiden beides in sehr feine
Streifen. Die 2. Hälfte der Chilischote schneiden Sie in feine
Längsstreifen. Putzen Sie jetzt die Champignons, schneiden Sie sie in
feine Scheibchen, waschen und schütteln Sie den Koriander trocken
und zupfen Sie die Korianderblättchen ab. Gießen Sie die Suppe
durch ein feines Sieb in einen Topf und pressen Sie danach ca. 2 EL
Saft aus der Limette.
Geben Sie die Fischsauce und den Limettensaft in die Suppe und
lassen Sie das Ganze einmal richtig aufkochen.

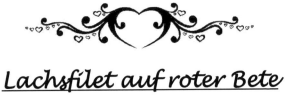

Lachsfilet auf roter Bete

Zutaten für 2 Portionen:
2 Avocados
250 g Lachsfilet
200 g Rote Bete
5 EL Sesam
Salz
Pfeffer
Zitronensaft

Zubereitung:
Die Avocados aufschneiden und das Fruchtfleisch in eine Schale geben. Nun mithilfe einer Gabel zerdrücken, mit etwas Zitronensaft beträufeln, salzen und pfeffern. Die gekochte Rote Bete - ähnlich wie bei einem Carpaccio - in hauchdünne Scheiben schneiden und kreisförmig auf zwei Tellern anordnen. Salzen, pfeffern und zur Seite stellen. Nun die Lachsfilets salzen und pfeffern und kurz in der Pfanne anbraten. Währenddessen einen Streifen der Avocadopaste in die Mitte des mit Roter Bete ausgelegten Tellers geben. Die Lachsfilets nun aus der Pfanne nehmen und in einem mit Sesam ausgestreuten Teller wälzen. Nun auf die Avocadopaste legen und sofort servieren.

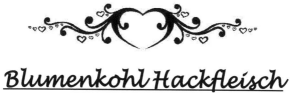

Blumenkohl Hackfleisch Auflauf

Zutaten für 4 Portionen:
1 Kopf Blumenkohl
500 g Hackfleisch
500 g Tzatziki
200 g Feta-Käse
100 g Käse gerieben
Knoblauchgewürz
Salz
Pfeffer

Zubereitung:
Den Blumenkohl in Röschen teilen, putzen und etwa 5 Minuten in Salzwasser garen. Anschließend abkühlen lassen und kurz im Mixer zerkleinern. Das Hackfleisch in etwas Öl scharf anbraten und mit Pfeffer, Salz und Knoblauch abschmecken. Das Tzatziki in die Pfanne zu dem Hack geben und untermischen. Nun eine Hälfte des Blumenkohls in eine Auflaufform geben und die Hackmasse darauf verteilen. Den restlichen Blumenkohl darauf geben und mit zerbröseltem Feta und geriebenem Käse bestreuen. Bei 180 Grad für ca. 30 Minuten überbacken. Lecker und schnell!

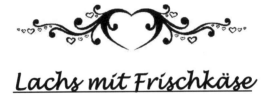

Lachs mit Frischkäse

Zutaten für 2 Portionen:

150 g Lachsfilet

200 g Zucchini

50 g Frischkäse

1 Knoblauchzehe

1 Zwiebel

2 EL Milch

1 EL Olivenöl

Etwas Zitronensaft

Salz

Pfeffer

Zubereitung:

Das Gemüse waschen bzw. schälen und klein schneiden. Den Frischkäse mit der Milch verrühren und mit Pfeffer und Salz würzen. Den Lachs abwaschen und ebenfalls in Stücke schneiden, danach mit Pfeffer und Salz würzen. Nun den Lachs in Olivenöl kurz anbraten, 2 Minuten pro Seite sind ausreichend, und ihn danach beiseitestellen. Nun Knoblauch, Zucchini und Zwiebel anbraten. Die Hälfte der Frischkäse-Masse zum Gemüse und den Lachs darauflegen. Auf dem Lachs den Rest Frischkäse-Mischung verteilen, Deckel auf die Pfanne legen und 5 Minuten bei geringer Temperatur garen lassen.

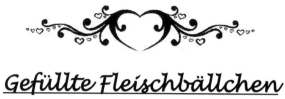

Gefüllte Fleischbällchen

Zutaten für 4 Portionen:
500 g Hackfleisch (Rind)
1 Fetakäse
2 Eier
1 Zwiebel
200 g Hüttenkäse
1 Knoblauchzehe
Paprikapulver
1 TL Senf
Salz, Pfeffer,

Zubereitung:
Die Zwiebel und Knoblauch schälen und kleinhacken. Den Feta in kleine Stücke schneiden. Dann aus allen Zutaten (außer dem Feta) einen Teig herstellen. Bällchen oder Bratlinge formen und in die Mitte je ein Stück Feta stecken. In einer Pfanne mit Öl gut durchbraten.

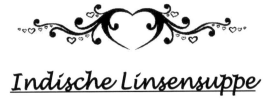

Indische Linsensuppe

Zutaten für 2 Portionen:
150 g rote Linsen
2 Tomaten, 3 Frühlingszwiebeln
1 Knoblauchzehe
500 ml Gemüsebrühe, 10 g Ingwer
2 EL Sesamöl, Saft einer halben Limette
Currypulver, Chilipulver, Pfeffer, Salz

Zubereitung:
Knoblauch fein hacken oder durch eine Knoblauchpresse drücken.
Frühlingszwiebeln waschen und in dünne Ringe schneiden. Ingwer
schälen und mit einer Reibe zerkleinern. Sesamöl in einem Topf
erhitzen und Knoblauch, Frühlingszwiebeln sowie Ingwer scharf
anbraten. Mit etwas Curry bestreuen und danach mit Brühe
ablöschen. Die Suppe für 15-20 Minuten bei niedriger Temperatur
köcheln lassen. Tomaten abbrühen, abschrecken und enthäuten.
Danach vierteln, entkernen und würfeln. In einer Schüssel mit den
Linsen vermengen. Die Masse mit dem Saft einer halben Limette
beträufeln und mit Chilipulver, Pfeffer und Salz abschmecken.
Tomaten-Linsen-Masse in die Brühe geben und für 5-10 Minuten
weiterköcheln lassen. Nochmal abschmecken und dann servieren.

Sushi

Zutaten für 5 Portionen:

10 g Guarkernmehl

2 EL Reisessig, 1 EL Sukrin

700 g Blumenkohl, 120 ml Wasser, Salz

5 Noriblätter

Für die Füllung:

Garnelen, Avocado

Lachs oder Gurke

Wasabipaste

Zubereitung:

Waschen Sie den Blumenkohl und schneiden Sie ihn in grobe Stücke. Anschließend raspeln Sie den Blumenkohl in der Küchenmaschine oder mit einer Reibe. Setzen Sie etwa 250 ml Wasser auf und kochen Sie den Blumenkohl für 5 bis 10 Minuten auf bis er weich ist. Gießen Sie nun das Wasser ab und mischen Sie 125 ml kaltes Wasser mit 1 g Guarkernmehl zum Blumenkohl. Verrühren Sie das Ganze mit Sukrin, Salz und Reisessig bis eine dicke Masse entsteht (schmecken Sie das Gericht ab, da es bei zu viel Reisessig sehr sauer werden kann). Anschließend legen Sie die 4 Noriblätter auf ein Küchenbrett und streichen die Blumenkohlmasse ca ½ cm dick auf die Blätter. Nun belegen Sie die Blätter nach Wunsch (zum Beispiel Garnelen, Avocado, Lachs oder Gurke) und streichen etwas Wasabipaste darauf. Zum Schluss rollen Sie die Noriblätter auf und drücken Sie schön fest. Lassen Sie die Sushi-Rollen etwas stehen und schneiden Sie die Rollen mit einem feuchten Messer in Zylinder. Servieren Sie das Ganze mit Sojasauce und Wasabipaste.

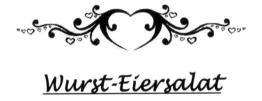

Wurst-Eiersalat

Zutaten für 2 Portionen:
2 Eier, hart gekocht
200 g Salatgurke
1 kleine Gewürzgurke
1 TL Kapern, gestrichen
2 Würstchen
1 EL Apfelessig
etwas heißes Wasser
1 EL Senf, scharf
Salz
Pfeffer
1 Tomate
etwas Kräutersalz
1 EL Schnittlauch

Zubereitung:
Halbieren Sie zunächst die hart gekochten Eier, entfernen Sie das
Eigelb und geben Sie dieses in eine Schüssel. Verquirlen Sie das Eigelb
mit etwas Wasser, Senf, Essig, Salz und Pfeffer zu einem Dressing.
Jetzt Schneiden Sie die Gewürzgurke und die Würstchen in feine
Scheibchen und würfeln das Eiweiß. Geben Sie die Zutaten
zusammen mit den Kapern zum Dressing und würzen sie
gegebenenfalls nochmal nach. Anschließend schneiden Sie die
Salatgurke und die Tomaten in Scheiben und verteilen diese
nebeneinander liegend am Rand des Tellers. Bestreuen Sie die
Tomaten- und Gurkenscheiben mit etwas Schnittlauch und würzen
Sie sie mit Kräutersalz und Pfeffer.

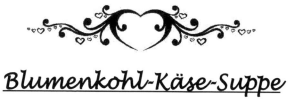

Blumenkohl-Käse-Suppe

Zutaten für 2 Portionen:
1 Blumenkohl
200 g Kräuter-Schmelzkäse
1 Glas Wiener Würstchen
1 Zwiebel
½ Becher Sahne
2 TL Petersilie, TK
Curry, 1 TL Gemüsebrühe
Salz, Pfeffer

Zubereitung:
Schneiden Sie den Blumenkohl grob und geben Sie diesen in einen
Topf. Füllen Sie den Topf mit Wasser auf, dass der Blumenkohl
bedeckt ist. Nun geben Sie Salz, Pfeffer und die Gemüsebrühe dazu
und lassen den Blumenkohl für ca. 15 Minuten kochen bis der
Blumenkohl weich ist. Währenddessen schälen und schneiden Sie die
Zwiebel grob und geben diese ebenfalls kurz in das kochende
Wasser. Pürieren Sie jetzt das Ganze mit einem Pürierstab cremig
und geben Sie anschließend den Schmelzkäse, Petersilie, Sahne und
die Würstchen dazu. Lassen Sie die Suppe nochmals kurz aufkochen
und schmecken Sie sie anschließend ab.

Brokkoli Steakpfanne

Zutaten für 1 Portion:

200 g Rindersteak

1 Zwiebel

1 Knoblauchzehe

150 g Brokkoli

1 EL Olivenöl

1 TL Chilisoße

Salz, Pfeffer

Zubereitung:

Topf mit Salzwasser aufsetzen. Brokkoli waschen und die Röschen vom Strunk abtrennen, anschließend für 2 Minuten in das kochende Wasser geben. Danach mit kaltem Wasser abschrecken, dann bleibt das Grün schön intensiv. Das Rindfleisch in Streifen schneiden und in einer Pfanne mit etwas Öl braten. Gut würzen. Dann das Fleisch aus der Pfanne entnehmen und kurz beiseitestellen. Zwiebel und Knoblauch klein hacken und in der Pfanne mit dem restlichen Öl dünsten. Chilisoße unterrühren und dann die Brokkoli-Röschen dazugeben. Nun darf auch das Fleisch wieder in die Pfanne und alle Zutaten werden nochmals für ca. 3 Minuten zusammen angebraten.

Mettbällchen mit Tomate Mozzarella Salat

Zutaten für 2 Portionen:

8 Cherrytomaten, 250 g Hackfleisch (Rind), 1 kleine Zwiebel, 1 Ei
125 g Mozzarella Kugeln, 1 Knoblauchzehe, ½ Bund Basilikum
2 EL Olivenöl, 1 EL hellen Balsamico Essig, Salz, Pfeffer
Paprikapulver

Zubereitung:

Geben Sie das Hackfleisch in eine Schüssel. Schälen Sie die
Knoblauchzehe und schneiden Sie sie in kleine Würfel oder drücken
Sie sie durch eine Knoblauchpresse. Schälen Sie die Zwiebel und
schneiden Sie diese in kleine Würfel. Fügen Sie die Zwiebelwürfel,
den Knoblauch und das Ei zu dem Hackfleisch. Würzen Sie kräftig mit
Salz, Pfeffer und dem Paprikapulver. Vermengen Sie alle Zutaten mit
der Hand und formen Sie kleine Mettbällchen. Erhitzen Sie eine
beschichtete Pfanne ohne Öl, das Fett im Hackfleisch reicht für das
Anbraten. In der Zwischenzeit vierteln Sie die Tomaten, halbieren die
Mozzarella Kugeln, zupfen die Blätter vom Basilikum und schneiden
ihn in feine Streifen.
Geben Sie Tomaten, Mozzarella und Basilikum in eine Schüssel und
mischen Sie einmal locker durch. Vermischen Sie das Olivenöl und
den Balsamico Essig in einem Shaker.

Würzen Sie mit Salz und Pfeffer. Geben Sie das Dressing über den
Salat. Richten Sie die Mettbällchen und den Salat auf 2 Tellern an.
Guten Appetit!

Italienischer Geflügelsalat

Zutaten für 4 Portionen:
500 g Hähnchenbrustfilet
Kerne-Mix (z.B.: Pinienkerne, Kürbiskerne)
Suppengrün
1 Zwiebel
100 g Rucola
2 Tomaten
100 g Parmesan
Olivenöl
Crema di Balsamico
ggf. Pfeffer

Zubereitung:
Geben Sie das Hähnchenbrustfilet in einen Topf. Füllen Sie den Topf
mit so viel Wasser auf, dass das Fleisch knapp mit Wasser bedeckt ist.
Nun schneiden Sie das Suppengrün und die Zwiebel klein und geben
beides mit in das Wasser. Lassen Sie das Ganze aufkochen und
anschließend für ca. 45 Minuten köcheln. Währenddessen kümmern
Sie sich um den Salat. Waschen Sie dazu den Rucola und die
Tomaten, schneiden Sie diese in grobe Würfel. Zum Schluss geben Sie
noch etwas geraspelten Parmesan dazu und vermischen alles
miteinander in einer Schüssel. Ist das Hähnchenbrustfilet fertig
gegart, schneiden Sie es in mundgerechte Stücke und geben es auf
den Salat. Nachdem Sie den Salat auf den Tellern angerichtet haben,
beträufeln Sie ihn mit etwas Olivenöl und Crema di Balsamico und
ggf. etwas Pfeffer. Die Kerne über den Salat zu streuen, damit der
Salat knuspriger ist.

Brokkoli Süppchen mit Mandeln

Zutaten für 2 Portionen:

600 g Brokkoli (frisch oder TK)

20 g Mandelblättchen

30 g Butter

¾ Liter Gemüsebrühe

¼ Liter Schlagsahne

Salz

Pfeffer

Muskat

Zubereitung:

Putzen Sie den Brokkoli und trennen Sie die Röschen ab. Nun schneiden Sie die Stiele in gleichmäßige Stücke. Kochen Sie jetzt die Gemüsebrühe auf und geben Sie die Brokkoli-Röschen und Stiele dazu. Ist der Brokkoli bissfest gegart, schöpfen Sie 4 EL des Brokkolis ab und stellen Sie die Röschen warm für die Garnierung. Lassen Sie den Rest des Brokkolis kochen, bis er weich ist. Nun pürieren Sie den Brokkoli im Topf mit einem Pürierstab, rühren vorsichtig die Sahne unter und schmecken die Suppe mit Pfeffer, Salz und Muskat ab. Anschließend geben Sie die Butter in eine Pfanne und lassen diese zerlaufen. Rösten Sie nun die Mandel-Blättchen in der Pfanne an, bis sie eine goldbraune Färbung annehmen. Teilen Sie jetzt die Suppe auf die Teller auf, geben Sie die zuvor warm gestellten Brokkoli-Röschen mit in die Suppe und bestreuen Sie die Suppe mit den gebratenen Mandel-Blättchen.

Tomaten Fenchel Suppe

Zutaten für 4 Portionen:

3 Tomaten

2 Schalotten

2 Knoblauchzehen

2 Fenchelknollen

600 ml Wasser

1 EL Gemüsebrühe

40 g Crème Fraîche

1 Kräutersäckchen (Thymian, Lorbeerblätter oä.)

Salz, Pfeffer

Zubereitung:

Setzen Sie ca. 600 ml Wasser auf und geben Sie 1 EL Gemüsebrühe dazu. Nun waschen Sie den Fenchel, schneiden ihn in feine Scheiben und geben ihn mit in den Topf. Lassen Sie das Ganze für ca. 20 Minuten kochen. In einem weiteren Topf geben Sie die Tomaten für kurze Zeit in kochendes Wasser und schrecken Sie sie danach mit kaltem Wasser ab. Dadurch können Sie jetzt besser die Haut der Tomaten abziehen. Schneiden Sie die Tomaten außerdem auf und drücken Sie die Kerne heraus. Nun schälen Sie schließlich den Knoblauch und die Schalotten. Die Tomaten, den Knoblauch und die Schalotten geben Sie jetzt in den zweiten Topf (Wasser vorher abschütten) und pürieren das Ganze. Geben Sie das Püree in den Topf mit der Brühe und dem Fenchel und verrühren Sie alles gut miteinander. Außerdem geben Sie das Kräutersäckchen mit in die Brühe hinein. Lassen Sie das Ganze für ca. 30 Minuten köcheln, nehmen Sie das Kräutersäckchen heraus und rühren Sie etwas Crème Fraîche darunter. Lecker!

Schweinemedaillons mit Romanesco

Zutaten für 4 Portionen:

2 Romanesco (Blumenkohl oder Brokkoli sind auch möglich)
Salz, 300g Kirschtomaten, 2 Schweinefilet
160 g Butter, 2 Eigelb
4 EL Sahnejoghurt
20 Blätter Basilikum
Cayennepfeffer
4 EL Öl

Zubereitung:

Putzen Sie den Romanesco und schneiden ihn in Röschen. Geben Sie
ihn in kochendes Salzwasser für 6 Minuten, gießen Sie ihn
anschließend ab und lassen ihn gut abtropfen. Nun geht's an die
Tomaten putzen. Danach schneiden Sie das Schweinefilet in 2 cm
dicke Scheiben und salzen Sie diese auf beiden Seiten. Als nächstes
zerlassen Sie Butter in einem Topf und lassen Sie sie kurz aufkochen.
Pürieren Sie nun das Eigelb, den Joghurt und das Basilikum in einem
hohen Gefäß mit dem Schneidstab, bis eine feine, glatte Masse
entsteht. Gießen Sie die heiße Butter langsam dazu und lassen dabei
den Pürierstab auf kleiner Stufe laufen. Würzen Sie die Masse mit
Salz und Cayennepfeffer. Nun erhitzen Sie Öl in einer beschichteten
Pfanne und geben das Fleisch hinein. Das Fleisch braten Sie von jeder
Seite 2-3 Min. hellbraun an, aus der Pfanne nehmen und
warmstellen. Zum Schluss geben Sie den Romanesco und die
Tomaten in die Pfanne für 5 Min. bis alles hellbraun gebraten ist. Auf
den Tellern anrichten.

Lachsfilet auf Blattspinat

Zutaten für 4 Portionen:
500 g Spinat (TK)
4 Lachsfilets ein Filet à 250g
1 Zwiebel
3 Knoblauchzehen
Muskatnuss
Salz
Pfeffer

Zubereitung:
Die Zwiebel und die Knoblauchzehen klein schneiden, kurz in einem
Topf anbraten und über den aufgetauten Blattspinat geben. Gut
untermischen. Den Backofen auf 180°C vorheizen und die mit Salz
und Pfeffer gewürzten, aufgetauten Lachsfilets in eine große
Auflaufform geben. Anschließend den Blattspinat um die Filets
portionieren und etwa 25 Minuten im Ofen gar werden lassen.
Lecker und schnell gemacht!

Köstlicher Gemüseauflauf

Zutaten für 2 Portionen:
1 Paprikaschote, rot, 2 Tomaten, 1 Zucchini, 1 Knoblauchzehe
2 Möhren, 2 Zwiebeln, 1 Kohlrabi, etwas Butter
1 Bund Basilikum oder 2 EL Basilikum, getrocknet
Salz,Pfeffer, 8 EL Rapsöl, 2 Mozzarella

Zubereitung:
Schälen Sie die Zwiebeln, Kohlrabi und die Möhren und schneiden Sie in sehr feine Streifen. Geben Sie die Zwiebeln, den Kohlrabi und die Möhren nun in eine Schüssel, vermengen Sie alles gut miteinander und stellen Sie die Schüssel vorerst beiseite. Waschen Sie nun die Paprika, die Zucchini und die Tomaten. Schneiden Sie sie in breite Streifen. Die Tomaten und die Zucchini schneiden Sie in ca. 0,5 cm breite Scheiben. Zum Schluss schneiden Sie den Mozzarella ebenfalls in Scheiben und stellen auch diese Zutaten vorerst beiseite. Fetten Sie jetzt eine Auflaufform mit etwas Butter ein und heizen Sie den Backofen auf 220 Grad vor. Schälen Sie nun die Knoblauchzehe, pressen Sie diese durch eine Knoblauchpresse und verrühren Sie das Knoblauchöl mit dem fein gehackten Basilikum in einer Schüssel. Würzen Sie diese Mischung mit Salz und Pfeffer. Geben Sie jetzt das Gemüse (Möhren, Kohlrabi, Zwiebeln) in die Auflaufform, sodass der Boden bedeckt ist. Würzen Sie den Gemüseboden jetzt kräftig mit Salz und Pfeffer und beträufeln Sie ihn mit etwas Knoblauch-Basilikum-Öl. Anschließend verteilen Sie die Tomaten, Paprika und Zucchini gleichmäßig darüber und geben ebenfalls Pfeffer und das restliche Knoblauch-Basilikum-Öl darauf. Abschließend bedecken Sie den Auflauf mit den Mozzarellascheiben und lassen den Auflauf für ca. 30 bis 35 Minuten auf mittlerer Schiene backen.

Rindfleischspieße mit Chinakohl

Zutaten für 4 Portionen:

4 Rinderhüftsteaks, (à 150 g), 10 EL Sojasoße, 1 Kopf Chinakohl
2 EL Limettensaft, 1 TL Chiliflocken, 500 g Karotten
6 EL Öl, 4 EL Erdnusskerne, geröstet, 12 Stiele Koriandergrün

Zubereitung:

Schneiden Sie die Hüftsteaks in dünne Streifen und stecken Sie diese anschließend auf die Holzspieße. Verrühren Sie die Sojasoße mit dem Limettensaft und den Chiliflocken. Legen Sie die Spieße in eine Form, übergießen diese mit der mit der Sojasoßenmischung und marinieren diese. Lassen Sie das Fleisch ca. 30 Min bei Zimmertemperatur darin ziehen. Anschließend schälen Sie die Karotten und schneiden sie diese in lange dünne Stifte. Vierteln Sie den Chinakohl und schneiden ihn ebenfalls in dünne Streifen. Nehmen Sie nun das Fleisch aus der Marinade. Erhitzen Sie Öl in einer beschichteten Pfanne und braten die Spieße darin bei mittlerer bis starker Hitze ca. 2 Minuten von allen Seiten. Nehmen Sie die Spieße aus der Pfanne und halten sie entweder auf einem erwärmten Teller oder in Alufolie warm. Geben Sie die Karotten in die Pfanne und braten diese unter ständigem Rühren bei starker Hitze 2 Minuten lang. Geben Sie den Chinakohl hinzu und braten alles 1 Minute lang weiter. Löschen Sie die Reste der Marinade vom Fleisch mit 5 EL Wasser ab und lassen alles gut aufkochen, die Spieße kurz auf dem Gemüse mit in der Pfanne erhitzen. Hacken Sie zum Schluss Erdnüsse und Korianderblätter grob durch. Richten Sie das Gemüse mit den Spießen an und bestreuen alles mit den Erdnüssen und Koriander.

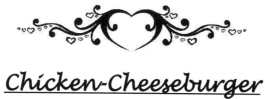

Chicken-Cheeseburger

Zutaten für 2 Portionen:
300 g Hähnchenfilets
5 Kopfsalatblätter
2 EL Naturjoghurt
1 Zwiebel, rot
1 Tomate
2 Scheiben Gouda
Kräuter (nach Wahl)
2 TL Tomatenmark -
Salz, Pfeffer

Zubereitung:
Hacken Sie das Hähnchenfleisch klein und verrühren Sie es mit einem Teil der roten Zwiebel und den Gewürzen. Nun formen Sie aus dem gehackten Hähnchenfleisch einen ovalen Burger und braten diesen an. Ist das Fleisch durchgebraten, legen Sie Zwiebelringe, die Tomatenscheiben und den Käse darauf. Setzen Sie einen Deckel auf die Pfanne, damit der Käse anschmilzt. Nun legen Sie die Kopfsalatblätter auf einen Teller. Rühren Sie außerdem eine Soße aus 2 EL Naturjoghurt und etwas Tomatenmark und verteilen Sie diese auf den Salatblättern. Zum Schluss setzen Sie den Burger darauf.

Avocado Salat

Zutaten für 2 Portionen:

75 g Eisbergsalat

1 kleine Dose Mais

4 EL Crème Fraîche

2 reife Avocado, ½ Gurke

150 g Vollmilchjoghurt

1 EL Zitronensaft, Salz, 2 TL Kreuzkümmel

½ TL Chilipulver

Zubereitung:

Verrühren Sie den Joghurt, das Chilipulver, den Kreuzkümmel und das Crème Fraîche miteinander und schmecken Sie das Ganze mit Salz ab. Waschen und trocknen Sie nun den Salat und schneiden Sie ihn in feine Streifen. Halbieren Sie jetzt die Avocados, entfernen Sie den Stein und das Fruchtfleisch mit einem Löffel und würfeln Sie das Fruchtfleisch. Anschließend beträufeln Sie das Fruchtfleisch mit etwas Zitronensaft. Halbieren sie nun die halbe Gurke längs und schneiden Sie diese in Würfel. Jetzt lassen Sie den Mais in einem Sieb gut abtropfen. Zum Schluss verrühren Sie alle Zutaten in der Salatschüssel miteinander und lassen den Salat für eine viertel Stunde ziehen. Bon Appetit!

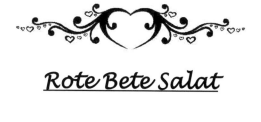

Rote Bete Salat

Zutaten für 2 Portionen:
50 g Fetakäse
150 g Feldsalat
3 kleine Kugeln Rote Bete
4 Champignons frisch
1 Handvoll Walnüsse, gehackt
1 Zwiebel, gehackt
4 EL Essig
Salz, Pfeffer, Senf

Zubereitung:
Waschen Sie zunächst den Feldsalat gründlich und trocknen Sie ihn ab. Kochen Sie die drei kleinen Kugeln Rote Bete und würfeln Sie diese (oder vorgegart kaufen). Nun vermengen Sie die gehackten Zwiebeln, Senf, Essig, Pfeffer und Salz in einer kleine Schale und rühren die Rote Bete unter. Lassen Sie die Mischung für mindestens 10 Minuten durchziehen. Schneiden Sie jetzt die Champignons in sehr feine Scheiben und würfeln Sie den Fetakäse. Die Champignons und den Fetakäse vermengen Sie nun mit dem Feldsalat. Portionieren Sie den Feldsalat mit den Champignons und dem Fetakäse auf tiefen Tellern und geben Sie die marinierte Rote Beete darüber. Anschließend garnieren Sie den Salat mit fein gehackten Walnüssen.

Überbackenes Kalbsschnitzel mit Tomaten und Käse

Zutaten für 2 Portionen:
2 Kalbsschnitzel á 150 g
200 g Tomaten
200 g Käse (z. B. Gouda, Cheddar)
1 EL Olivenöl
Paprika, Muskat, Salz, Pfeffer

Zubereitung:
Schnitzel waschen und mit einem Küchenpapier trocknen, dann mit einem Fleischklopfer gleichmäßig dünn klopfen. Paprikapulver, geriebene Muskatnuss, Salz und Pfeffer auf einem Teller vermischen und Schnitzel darin wenden.
Tomaten waschen und in Scheiben schneiden. Käse in Scheiben schneiden oder grob reiben.
Öl in der Pfanne erhitzen und die Schnitzel darin etwa 2 Minuten braten. Fleisch wenden und mit Tomaten und Käse belegen.
Nun kommt das Schnitzel, noch in der Pfanne, auf der obersten Schiene in den vorgeheizten Backofen bei 200° C, wo es mit der Grillfunktion zu Ende gegart wird. Zum Schluss jeweils ein Schnitzel auf einen Teller geben und heiß servieren.

Rosenkohl-Salat mit Mandeln und Parmesan

Zutaten für 4 Portionen:
200 g Rosenkohl
50 g Wirsing
30 g Mandeln
30 g Parmesan
2 EL Butter
Meersalz, Pfeffer

Zubereitung:
Rosenkohl putzen, trockene Stielenden und welken Blätter entfernen. Dann kommt der Rosenkohl in einen Dämpfeinsatz und in einem Topf mit wenig Wasser 5 - 7 Minuten bissfest garen. Danach den Rosenkohl herausnehmen und in Stücke schneiden.

Wirsingblätter waschen und trocken schütteln. Wirsing in den noch warmen Topf mit Dämpfeinsatz geben und kurz dämpfen, bis die Blätter weich sind. Wirsing aus dem Topf nehmen und in dünne Streifen schneiden.
Butter in einer Pfanne erhitzen und Rosenkohl rundum darin anbraten. Mandeln mit einem Messer grob hacken. Wirsing, Mandeln und fein geriebenen Parmesan zum Rosenkohl geben, mit Salz und Pfeffer würzen und alles gut umrühren.
Rosenkohl-Salat auf einem Teller anrichten und servieren.

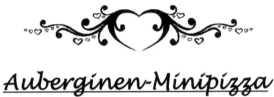

Auberginen-Minipizza

Zutaten für 2 Portionen:
2 Auberginen
150 g Cherrytomaten
125 g Mozzarella
1 Zwiebel
1 Knoblauchzehe
2 EL Tomatenmark
2 EL Olivenöl
½ Dose Tomaten, gestückelt
Salz, Pfeffer, Oregano, Basilikum

Zubereitung:
Ofen auf 200° C Umluft vorheizen. Zwiebel und den Knoblauch
schälen und klein hacken, und anschließend in einer Pfanne mit
etwas Öl dünsten. Sobald die Zwiebel schön glasig geworden ist, das
Tomatenmark zugeben und die Tomaten aus der Dose ebenfalls in
die Pfanne geben. Die Soße mit Salz und Pfeffer würzen und für etwa
5 Minuten köcheln lassen. Nun die Cherrytomaten waschen und
halbieren. Auberginen waschen und in Scheiben schneiden, etwa ½
cm dick. Mozzarella in Stückchen zupfen. Nun die
Auberginenscheiben auf ein mit Backpapier ausgelegtes Backblech
legen, die Tomatensoße und die Tomatenhälften darauf verteilen,
den Mozzarella darüberlegen und für ca. 10 Minuten in den Ofen
schieben. Zum Schluss noch ein wenig Oregano oder Basilikum auf
die kleinen Pizzen geben.

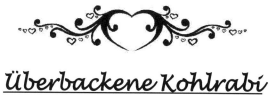

<u>Überbackene Kohlrabi</u>

Zutaten für 4 Portionen:
1 kg Kohlrabi
0,5 L Gemüsebrühe
250 ml Sauerrahm
150 g Speckwürfel
2 EL Butter
2 EL Mehl, 2 Eigelb
1 Bund Petersilie
Muskat, Salz, Pfeffer

Zubereitung:
Ofen auf 200°C vorheizen.
Kohlrabi schälen und in etwa ½ cm dicke Scheiben schneiden.
Gemüsebrühe in einem Topf aufkochen und die Scheiben darin für
ca. 15 Minuten garen. Die Butter in einem zweiten Topf schmelzen
lassen und das Mehl hinzugeben. Schnell rühren und die Hälfte der
Gemüsebrühe langsam dazu schütten. Immer weiter umrühren,
damit keine Klümpchen entstehen und dann alles kurz aufkochen
lassen. Hitze reduzieren.
Eigelbe mit dem Sauerrahm vermischen. Anschließend die Ei-
Mischung zur Soße im Topf geben und mit den Gewürzen
abschmecken.
Die abgekühlten Kohlrabischeiben in die gefettete Auflaufform legen,
mit der Soße übergießen und den Speckwürfeln garnieren. Den
Auflauf nun für ca. 15 – 20 Minuten in den Ofen schieben. Nach Ende
der Backzeit zum Servieren die gehackte Petersilie darüber streuen.

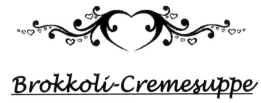

Brokkoli-Cremesuppe

Zutaten für 4 Portionen:
700 g Brokkoli
1 Bund Frühlingszwiebeln
500 ml Gemüsebrühe
500 ml Wasser
250 ml Sahne
8 EL Parmesan, gerieben
2 EL Mehl, 1 Knoblauchzehe
Butter, Salz, Pfeffer

Zubereitung:
Röschen vom Brokkoli abteilen, waschen und trocknen.
Wasser mit etwas Salz zum Kochen bringen und die Brokkoliröschen darin anschließend 5 Minuten kochen. Kochwasser nicht wegschütten, sondern zusammen mit dem Brokkoli beiseite stellen. Dann die Frühlingszwiebeln in feine Ringe schneiden und den Knoblauch hacken. Ein wenig Butter in einen zweiten Topf geben und die Frühlingszwiebeln und den Knoblauch darin andünsten. Unter Rühren das Mehl hinzugeben und schließlich das Kochwasser, den Brokkoli sowie die Gemüsebrühe hinzufügen. Etwa 10 Minuten köcheln lassen.
In der Zwischenzeit den Parmesan reiben und, nachdem die Suppe etwas eingekocht ist, zusammen mit der Sahne zur Suppe geben. Gut umrühren und vor dem Servieren noch mit Salz und Pfeffer abschmecken.

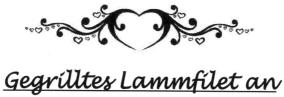

Gegrilltes Lammfilet an Gemüse

Zutaten für 4 Portionen:
600 g Lammfilet, küchenfertig
200 g Champignons, 100 g getrocknete Tomaten
200 g Brokkoli, 1 Paprika, 4 Knoblauchzehen, 2 Rosmarinzweige
2 - 4 Thymianzweige, 3 EL Olivenöl, Meersalz, Pfeffer

Zubereitung:
Lammfilet waschen und mit einem Küchenpapier trocken tupfen.
Filet anschließend mit Salz einreiben.
Rosmarin- und Thymianzweige waschen und trocken schütteln.
Öl in einer großen Pfanne erhitzen und das Lammfilet darin von jeder
Seite braun anbraten. Filet und Kräuter in eine feuerfeste Form
geben und Fleisch im vorgeheizten Backofen bei 180° C Umluft 20
Minuten garen.
Währenddessen Pilze putzen, die trockenen Stielenden entfernen
und größere Pilze halbieren. Brokkoliröschen vom Stiel schneiden,
waschen und abtropfen lassen. Paprika halbieren, Kerne und
Trennwände entfernen, waschen und abtropfen lassen oder
abtrocknen, dann in Streifen schneiden. Knoblauch schälen und fein
hacken.
Den Knoblauch dann in der heißen Pfanne anbraten, Pilze, Brokkoli
und Paprika dazugeben und mitbraten.

Zuletzt die getrockneten Tomaten dazugeben und alles mit Salz und
Pfeffer würzen. Filet aus dem Backofen nehmen, in Scheiben
schneiden und zusammen mit dem Gemüse servieren.

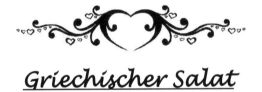

Griechischer Salat

Zutaten für 2 Portionen:

3 Tomaten

2 Salatgurken

2 Paprikas, rote

400 g Feta

100 g Oliven, schwarz

1 Schalotte

12 EL Olivenöl

3 EL Weinessig

Salz

Pfeffer

Zubereitung:

Tomaten, Gurken und Paprika waschen, abtrocknen und in mundgerechte Stücke schneiden. Schalotte in feine Ringe schneiden, den Feta würfeln und zusammen mit den Oliven zum Gemüse in eine Schale geben.

Für das Dressing das Olivenöl mit dem Essig, Salz und Pfeffer verrühren und kurz vor dem Servieren über den Salat geben.

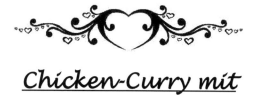

Chicken-Curry mit Kokosmilch

Zutaten für 4 Portionen:
600 g Hähnchenbrustfilet
1 Zwiebel
2 Knoblauchzehen
1 rote Chilischote
1 Saft einer Limette
400 ml Kokosmilch
n. B. Wasser
2 EL Kokosöl, 1 EL rote Currypaste
1 TL Kurkuma, 1 TL Curry
Pfeffer, Meersalz

Zubereitung:
Hähnchenbrustfilets waschen und trocken tupfen und das Fleisch
anschließend in mundgerechte Stücke schneiden. Zwiebel und
Knoblauch schälen und fein würfeln. Chilischote waschen, längs
halbieren, entkernen und in kleine Stücke schneiden. Kokosöl in einer
großen Pfanne erhitzen und das Fleisch darin rundum braun
anbraten. Zwiebel und Knoblauch dazugeben und mit braten. Nun
die Currypaste hinzufügen und alles durchrühren. Kokosmilch, Chili,
Curry und Kurkuma dazugeben und alles 5 - 10 Minuten köcheln
lassen, bei Bedarf einfach Wasser hinzugeben. Alles mit Limettensaft,
Salz und Pfeffer abschmecken. Chicken-Curry in Schüsseln anrichten
und noch heiß servieren.

Tomaten-Paprika-Suppe

Zutaten für 4 Portionen:

850 g Tomaten, passiert
3 Paprika, rot
375 ml Gemüsebrühe
75 g Creme Fraiche
2 Zwiebeln
1 Knoblauchzehe
1 Chilischote, rot
1 EL Olivenöl
2 Kardamomkapseln
1 Lorbeerblatt
1 Gewürznelke, Thymian
Rosmarin, Salz, Pfeffer

Zubereitung:

Zunächst Knoblauch, Chili und Zwiebeln in kleine Stücke schneiden. Öl erhitzen, Knoblauch, Zwiebeln und Chilistreifen darin anbraten. Paprikaschoten putzen, klein schneiden und zu den Zwiebeln geben, kurz mit anbraten. Anschließend Gewürze, Salz, Pfeffer und Brühe dazugeben, aufkochen lassen, dann zugedeckt bei schwacher Hitze 10 Minuten köcheln lassen. Tomaten hinzugeben, die Suppe weitere 15 Minuten köcheln lassen, Lorbeerblatt, Kardamomkapseln und Gewürznelke entfernen. Die Paprikasuppe fein pürieren, salzen und pfeffern und mit je einem Klecks Creme Fraiche und etwas Thymian anrichten - fertig ist der Low Carb Genuss

Weißkohl mit Mandeln und Rosinen

Zutaten für 4 Portionen:
500 g Weißkohl
2 Möhren
50 g gehackte Mandeln
50 g Rosinen
1 mittelgroße Zwiebel
1 Knoblauchzehe, 250 ml Gemüsebrühe
2 EL Rapsöl
Chilipulver, Currypulver, Salz, Pfeffer

Zubereitung:
Den Weißkohl waschen, den Strunk entfernen, halbieren und in dünne Scheiben schneiden. Den Knoblauch durch eine Knoblauchpresse drücken oder fein hacken. Ebenso die Zwiebel schälen und fein hacken. In einer beschichteten Pfanne etwas Öl erhitzen und den Weißkohl, die geschnittenen Zwiebel und den Knoblauch für etwa 5 bis 10 Minuten scharf anbraten. Dann mit der Gemüsebrühe ablöschen und für 20 bis 25 Minuten gut köcheln lassen. Mit Pfeffer und Salz abschmecken. Dann die Möhren waschen, schälen, in kleine Würfel schneiden und in die Pfanne dazugeben, ebenso die Mandeln und Rosinen zugeben. Alles für weitere 10 Minuten bei niedriger Stufe köcheln lassen. Mit Currypulver, Chilipulver, Pfeffer und Salz würzen.

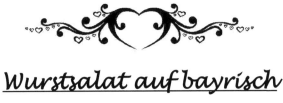

Wurstsalat auf bayrisch

Zutaten für 4 Portionen:
200 g Emmentaler oder Edamer
750 g Fleischwurst
4 Gewürzgurken
1 EL Dijon-Senf
50 ml Essiggurkenwasser
2 Zwiebeln
3 EL Schnittlauch
4 EL Bio Rapsöl
3 EL Bio Apfelessig
Pfeffer
Meersalz

Zubereitung:
Die Haut von der Wurst abziehen und die Wurst in feine dünne Streifen schneiden. Die Zwiebel in feine Würfel schneiden, die Gewürzgurke halbieren und in dünne Scheiben schneiden sowie auch den Käse klein würfeln. In einer Schüssel alle vorbereiteten Zutaten gut vermengen.
In einer separaten Schüssel Öl, Essig, Senf, Salz, Gurkenwasser und Pfeffer mit einem Schneebesen verrühren. Die fertige Marinade über den Wurstsalat geben, alles gut durchmischen und im Kühlschrank abgedeckt 1 bis 2 Stunden ziehen lassen. Vor dem Servieren noch den gehackten Schnittlauch darüber streuen.

Gefüllte Zucchinihälften mit Mais, Bohnen und Tomaten

Zutaten für 4 Portionen:
300 g gehackte Tomaten
100 g Mais
100 g Kidneybohnen
4 Zucchini, 1 Knoblauchzehe
Basilikum, Oregano, Paprikapulver
Salz, Pfeffer

Zubereitung:
Die Zucchini waschen, halbieren, mit einem Löffel das Fruchtfleisch aushöhlen und in eine große Schüssel geben. In die Schüssel die gehackten Tomaten, die Kidneybohnen und den Mais dazugeben. Den Knoblauch durch eine Knoblauchpresse drücken oder fein hacken und ebenfalls in die Schüssel geben. Den Basilikum und den Oregano fein hacken und mit dem Paprikapulver, Salz und Pfeffer in der Schüssel abschmecken. Dann die Zucchinihälften damit befüllen. Die gefüllten Zucchinihälften auf ein mit Backpapier ausgelegtes Backblech geben und etwa 10 bis 15 Minuten bei 180 Grad auf mittlerer Schiene garen lassen. Zum Servieren noch etwas Oregano und Basilikum darüber streuen.

Kalbsschnitzel mit frischem Gurkensalat

Zutaten für 4 Portionen:
180 g Kalbsschnitzel
1 Ei
200 g Gurke
3 EL Mandeln gemahlen
1 EL Joghurt
1 Zwiebel
1 TL Mayonnaise
1 TL Olivenöl, Etwas Rapsöl
Zitronensaft, Dill

Zubereitung:
Das Ei verquirlen und auf einen Teller geben sowie auch die gemahlenen Mandeln auf einen zweiten Teller geben. Die Schnitzel mit Salz und Pfeffer würzen und dann zuerst im Ei und dann in den gemahlenen Mandeln wenden. In einer beschichteten Pfanne mit etwas Rapsöl die Schnitzel beidseitig jeweils etwa 4 Minuten anbraten. Die Gurke waschen, schälen und in Stücke schneiden. Dill und Zwiebel hacken und in eine kleine Schüssel geben. Joghurt, Mayonnaise, Zitronensaft und Olivenöl zu Dill und Zwiebeln geben. Alles gut durchmischen, salzen und pfeffern. Zum Schluss die Gurkenstücke mit dem Dressing vermengen und zum Schnitzel geben.

Köstliche Thunfischbratlinge

Zutaten für 4 Portionen:
150 g Weiß- oder Rotkohl
1 ½ Dosen Thunfisch
½ Zwiebel
2 EL Frischkäse mit Kräutern
1 Ei
Pfeffer
Etwas Kräutersalz

Zubereitung:
Den Thunfisch gut abtropfen lassen und mit den anderen Zutaten in einer Schüssel gut vermengen. In einer beschichteten Pfanne etwas Öl erhitzen und gleich große Thunfischbratlinge darin anbraten.

Zucchini-Nudeln mit Kräutern

Zutaten für 4 Portionen:
2 Zucchini
2 Knoblauchzehen
1 mittelgroße Zwiebel
3 EL Tomatenmark
10 Datteltomaten
2 EL Olivenöl
Majoran
Basilikum, Oregano, Salz, Pfeffer

Zubereitung:
Zuerst die Zucchini waschen, die Enden entfernen und mit einem Spiralschneider zu Nudeln formen. Ist kein Spiralschneider zur Hand, kann man alternativ auch einen Sparschäler verwenden. Dann werden es von der Form her eher Bandnudeln als die klassischen Spaghetti. Den Knoblauch durch eine Knoblauchpresse drücken oder die Knoblauchzehen fein hacken. In Olivenöl die Zwiebeln glasig andünsten und den Knoblauch scharf anbraten. Das Tomatenmark einrühren und nach und nach die Zucchini-Nudeln dazugeben. Alles ca. 3 bis 5 Minuten gut anbraten, ab und zu umrühren und mit Pfeffer und Salz abschmecken. Zum Schluss die Tomaten waschen, vierteln und unter die Nudeln heben sowie die Kräuter fein hacken und darüber streuen.Vor dem Anrichten noch einmal gut abschmecken.

Sommerlicher Honigmelonen-Fetakäse-Salat

Zutaten für 4 Portionen:
600 g Honigmelone
300 g Fetakäse
200 g dunkle Oliven
2-3 frische Minzzweige

Zubereitung:
Die Honigmelone in mundgerechte würfelige Stücke schneiden und auf 4 kleine Schalen aufteilen. Darauf den gewürfelten Fetakäse verteilen. Danach die Oliven auf den Schalen verteilen und das Ganze mit Minze verfeinern.
Ein leckerer fruchtiger einfacher Melonensalat, der sehr erfrischend schmeckt.

Möhren-Ingwer-Suppe

Zutaten für 4 Portionen:
600 ml Gemüsebrühe
1 EL Honig
500 g Möhren
1 Zwiebel
2 walnussgroße Stücke Ingwer
1 Stange Staudensellerie
1 geriebene Zitrone, nur die Schale
1 EL Öl
2 EL Creme Fraiche

Zubereitung:
Schneiden Sie die Zwiebeln klein und dünsten Sie diese in einem Topf mit etwas Öl an. Nun schneiden Sie den Ingwer, die Möhren und den Sellerie in kleine Stücke, geben diese in den Topf, verrühren alles miteinander und löschen dann das Ganze mit Brühe ab. Ist das Gemüse weichgekocht, pürieren Sie das Ganze mit einem Stabmixer zu einer cremigen Masse. Schmecken Sie die Suppe mit der geriebenen Zitronenschale und dem Honig ab und geben Sie etwas Creme Fraiche hinzu. Bei der Dosierung des Honigs und des Ingwers sollte man vorsichtig sein.

Linsen Blumenkohl Salat mit Shrimps

Zutaten für 2 Portionen:
40 g Linsen, 200 g Blumenkohl, 1 Orange
40 g Frühlingszwiebel
1 rote Paprika (ca 150 g)
1 Avocado, 200 g gekochte Shrimps geschält
40 g Radicchio Blätter
20 g frischer Ingwer
2 EL Rotweinessig
2 TL Leinöl Meersalz, Pfeffer und getrockneter Thymian

Zubereitung:
Blumenkohl in kleine Röschen zerteilen. Linsen in kochendes Wasser geben und bei niedriger Hitze 15 Minuten bissfest kochen. Nach 10 Minuten die Blumenkohlröschen dazu geben und durchziehen lassen. Abgießen und in einem Sieb abtropfen lassen. Den Ingwer fein reiben. Für das Dressing die Orange halbieren und aus der einen Hälfte den Saft auspressen. Rotweinessig, Orangensaft, geriebenen Ingwer und Leinöl mischen. Mit zwei Priesen Thymian, Meersalz und Pfeffer abschmecken. Die zweite Hälfte der Orange schälen und das Fruchtfleisch herauslösen. In kleine Stücke schneiden. Avocado halbieren und den Kern entfernen. Mit einem Trinkglas innen an der Schale entlang das Fruchtfleisch aus der Avocado lösen. Paprika und Avocado in Würfel schneiden. Frühlingszwiebel in Ringe schneiden. Radicchio Blätter in Stücke zupfen. Linsen, Blumenkohl, Frühlingszwiebel, Paprika, Avocado, Shrimps, Radicchio Blätter und Orangenstücke locker mischen. Bis zum Verzehr kühl stellen.

Porree-Hackfleisch-Suppe

Zutaten für 2 Portionen:
300 g Hackfleisch
400 g Porree
600 ml Rinderbrühe
50g Schmelzkäse
1 Schuss Sahne
2 TL Saure Sahne
Pfeffer
Salz
Muskatnuss

Zubereitung:
Braten Sie das Hackfleisch an und stellen Sie es zunächst beiseite. Nun setzen Sie die Rinderbrühe auf, waschen und schneiden den Porree in Scheibchen und geben diesen zur Rinderbrühe hinzu. Lassen Sie die Porree-Suppe für 15 Minuten kochen, pürieren Sie sie und rühren Sie anschließend den Schmelzkäse, die Sahne und die Saure Sahne unter. Zum Schluss geben Sie das Hackfleisch hinzu, verrühren alles und schmecken das Ganze mit Salz, Pfeffer und Muskatnuss ab.

Spanischer Meeresfrüchte-Topf

Zutaten für 2 Portionen:

1 Zehe Knoblauch, 1 Dose Tomaten, ca. 400g, geschält
1 Zwiebel, 1 Stange Porree, 1 EL Olivenöl
100 ml Weißwein, trocken
250 g Meeresfrüchte, gemischt, TK
250 g Fischfilet, zB. Seelachs
Pfeffer, Salz, 1 kleine Dose Safran
1 TL Chili, getrocknet, 2 EL Sherry, trocken

Zubereitung:

Lassen Sie den Fisch und die Meeresfrüchte auftauen, schälen und würfeln Sie währenddessen die Zwiebeln. Danach putzen Sie den Porree, schneiden ihn längs auf und schneiden ihn in feine Ringe. Schälen und hacken Sie außerdem die Knoblauchzehe klein. Jetzt geben Sie etwas Öl in einen Topf und erhitzen diesen. Geben Sie nun Zwiebeln, den Knoblauch und den Porree in den Topf und lassen Sie das Ganze anschwitzen. Zerkleinern Sie die geschälten Tomaten grob und geben Sie diese zusammen mit dem Eigensaft in den Topf. Jetzt geben Sie den Weißwein und die Meeresfrüchte dazu, rühren alles um und würzen Sie mit Safran, Chili, Salz und Pfeffer. Lassen Sie das Ganze mit Deckel und unter gelegentlichem Rühren für ca. 10 Minuten köcheln. Währenddessen waschen Sie das Fischfilet unter kaltem Wasser ab, trocknen es mit einem Küchentuch und würfeln es mundgerecht. Anschließend würzen Sie es mit Salz und Pfeffer von beiden Seiten. Verfeinern Sie den Topf mit etwas Sherry und rühren Sie die Fischwürfel unter. Stellen Sie den Herd zum Schluss auf die kleinste Stufe und lassen Sie das Ganze für 7 Minuten ruhen.

Grünkohlsalat mit Baconstreifen

Zutaten für 2 Portionen:
200 g Grünkohl
75 g Beeren
35 g Pinienkerne
½ EL Olivenöl
1 EL Zitronensaft
50 g Bacon in Scheiben
Etwas Salz und Pfeffer

Zubereitung:
Die Baconscheiben in einer Pfanne mit Öl anbraten, bis sie leicht kross sind. In einer Schüssel beiseitelegen. Nun die Pinienkerne in dem restlichen Öl für ein paar Minuten unter ständigem Rühren rösten. Anschließend das Öl mit dem Zitronensaft, Salz und Pfeffer in eine große Schüssel geben und verrühren. Die Grünkohlblätter klein schneiden und in die Schüssel zu dem Dressing geben. Mit den Händen immer wieder darin wenden, damit der Kohl etwas geschmeidiger wird. Der Salat sollte nun für 15 Minuten im Kühlschrank ziehen. Anschließend mit den Pinienkernen, den Beeren und dem Bacon garnieren.

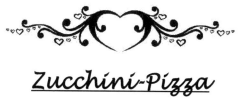

Zucchini-Pizza

Zutaten für 1 Pizza:
1 Zucchini, 1 Ei, 50g Dinkelmehl
4 große Champignons
Kräutersalz, italienisch
etwas Rucola, Auberginen
1 Dose passierte Tomaten

Zubereitung:
Waschen Sie die Zucchini und raspeln Sie diese mit einer Reibe klein. Die Zucchini ist sehr wässrig, aber versuchen Sie sie so gut es geht mit einem Küchenpapier trocken zu tupfen. Dieser Schritt ist sehr entscheidend, damit die Pizza schön knusprig wird. Geben Sie zu den geriebenen Zucchini ein Ei und 50 g Dinkelmehl hinzu und vermischen Sie das Ganze zu einem Teig. Würzen Sie die Masse mit italienischem Kräutersalz. Nun erhitzen Sie etwas Öl in einer Pfanne und gießen Sie den Zucchiniteig in die Pfanne. Braten Sie beide Seiten goldbraun. Heizen Sie währenddessen den Ofen auf 200 Grad (Ober- und Unterhitze vor) und beginnen Sie die Zutaten für den Belag der Pizza vorzubereiten. Braten Sie dazu die Champignons, Auberginen, Rucola und Schinken. Ihrer Fantasie sind dabei keine Grenzen gesetzt. Gerne können Sie beim Gemüse auch variieren. Nachdem der Zucchini-Boden kross gebacken ist, nehmen Sie ihn aus der Pfanne und bestreichen Sie ihn mit den passierten Tomaten. Anschließend legen Sie alle Zutaten für den Belag auf die Pizza und schieben sie für etwa 5 bis 10 Minuten in den Ofen. Je nach Bräunungsgrad nehmen Sie die Pizza aus dem Ofen. Guten Appetit.

Karottencremesuppe

Zutaten für 2 Portionen:
0,5-1 kg Karotten
1 EL Kokosöl, 5-10 cm Ingwer
1 Frühlingszwiebel
etwas Wasser, 1 Orange
1 TL Kokosblütensirup, ½ TL Paprikapulver
½ TL Kreuzkümmel, ½ TL Currypulver
½ TL gemahlene, Fenchelsamen
Chiliflocken oder Cayennepfeffer
nach Geschmack Salz und Pfeffer

Zubereitung:
Karotten schälen und raspeln, Ingwer ebenfalls schälen und fein hacken. Frühlingszwiebel waschen, trocken schütteln und ihr Grünes vom Weißen trennen. Beides in Ringe schneiden. Den Saft einer Orange auspressen. Kokosöl in einer Pfanne auf mittlerer Hitze erhitzen. Ingwer hinzufügen, dann die weißen Enden der Frühlingszwiebel anschwitzen. Karottenraspel und etwa 1 EL Wasser hinzufügen, leicht salzen. Zugedeckt 5 Minuten köcheln lassen. Anschließend die Hitze über einige Minuten etwas erhöhen, sodass die Karotten leicht karamellisieren. Hitze wieder reduzieren. Die Hälfte des Orangensafts nach und nach hinzufügen, ebenfalls einköcheln lassen und Sirup zugeben. Schließlich die Gewürze dazugeben (bis auf die Chiliflocken), durchrühren und vom Herd nehmen. Die Suppe leicht abkühlen lassen und mit Pürierstab oder im Mixer pürieren. Mit Salz und Pfeffer abschmecken und mit den Chiliflocken und dem Grün der Frühlingszwiebeln bestreut servieren.

Pesto aus Tomaten und Cranberries

Zutaten für 2 Portionen:
150 g getrocknete Tomaten
5-6 frische Cranberries
100 g Sonnenblumenkerne
8 EL Olivenöl
1 TL Zitronensaft
½ TL Chiliflocken
30 g glatte Petersilie
30 g frisches Basilikum

Zubereitung:
Cranberries und Kräuter waschen und gut trocknen. Alle Zutaten im Mixer oder in einem hohen Gefäß mit Pürierstab pürieren, bis die gewünschte Konsistenz erreicht ist.

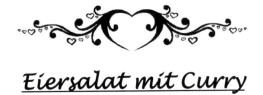

Eiersalat mit Curry

Zutaten für 4 Portionen:
6 Eier
6 EL Salatmayonnaise
6 EL Joghurt
2 Prisen Zucker
Salz
Pfeffer
2 TL Currypulver
2 kleine Äpfel
4 schlanke Frühlingszwiebeln

Zubereitung:
Die Eier anstechen und 10 Minuten kochen lassen, bis sie hart sind. 6
EL Salatmayonnaise, 6 EL Joghurt und 2 TL Currypulver verrühren.
Mit 1 Prise Zucker, Salz und Pfeffer abschmecken. Die Äpfel
ungeschält vierteln, entkernen und in dünne Scheiben schneiden.
Anschließend mit der Mayonnaise mischen. Die Frühlingszwiebeln
putzen und in feine Ringe schneiden. Die weißen Ringe mischen Sie
unter die Mayonnaise. Zum Schluss die Eier abschrecken, pellen und
vierteln. Mit der Mayonnaise und den grünen Zwiebelringen bestreut
anrichten.

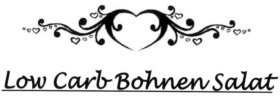

Low Carb Bohnen Salat

Zutaten für 4 Portionen:
1 Dose weiße Bohnen (ca. 800 g)
2 Paprikaschoten, rot
1 Gurke
1 Zwiebel, rot
Rotweinessig oder Olivenöl
Kräuter (z.B. Petersilie, Koriander, Basilikum)
Salz
Pfeffer

Zubereitung:
Schneiden Sie die Zwiebel, die Paprikaschoten und die Gurke in grobe Stücke und hacken Sie die Kräuter klein. Jetzt waschen Sie die Bohnen und lassen diese gut abtropfen. Anschließend geben Sie alle Zutaten in eine Salatschüssel und vermengen das Ganze miteinander mit etwas Salz und Pfeffer. Zum Schluss geben Sie Rotweinessig oder Olivenöl zum Salat.

Mandel-Broccoli-Suppe mit Haferkleie

Zutaten für ca. 2 Portionen:

500 Gramm Broccoli (als Röschen vorbereitet)
60 Gramm Zwiebeln (geschält und fein gewürfelt)
50 Gramm Mandelmus (Reformhaus)
40 Gramm Haferkleie ▪
½ Teelöffel Paprikapulver (rosenscharf)
¼ Teelöffel Muskatnuss (frisch gerieben)
900 ml Gemüsebrühe
15 ml Olivenöl (das Gute bitte)

Zubereitung:
Das Öl in einem ausreichend großen Topf erhitzen. Die Zwiebeln darin glasig dünsten. Den Broccoli dazugeben und ebenfalls kurz andünsten. Mit der Gemüsebrühe ablöschen. Haferkleie dazu geben und das Ganze gute 10 Minuten köcheln lassen. Vom Herd nehmen und mit einem Mixstab pürieren. Mandelmus und die Gewürze einrühren. Mit Salz und Pfeffer abschmecken und kurz erhitzen.
Fertig!

Tomaten-Gurken-Salat mit Hüttenkäse

Zutaten für 2 Portionen:
350 g Gurke
300 g Hüttenkäse
250 g Kirschtomaten
2 Schalotten
25 g Walnüsse (grob gehackt)
2 EL Dill (am besten frisch und gehackt)
2 TL Sahne-Meerrettich
1 EL Olivenöl
Saft einer frisch ausgepressten Limette

Zubereitung:
Gurke gut waschen, eventuell schälen und in dünne Scheiben schneiden. Kirschtomaten waschen und halbieren (oder vierteln. Wie Sie möchten). Schalotten schälen und sehr fein würfeln. Die Gurkenscheiben in ein Sieb geben, kalt abwaschen und mit Salz bestreuen. Gute 20 Minuten abtropfen lassen. Anschließend alle Zutaten in einer ausreichend großen Schüssel vermischen und im Kühlschrank zugedeckt abkühlen. Fertig!

Minuten Hähnchenbrustfilet mit Spiegelei

Zutaten für 1 Portion:
3 Eier
250g Hähnchenbrustfilet
1 Tomate

Zubereitung:
Erhitzen Sie etwas Öl in einer Pfanne und schneiden Sie
währenddessen die Tomaten klein. Schneiden Sie außerdem das
Hähnchenfilet in 3 flache Scheiben. Geben Sie das Filet nun in die
Pfanne und lassen Sie es für einige Minuten auf beiden Seiten
anbraten. Anschließend bereiten Sie die Spiegeleier in einer weiteren
Pfanne zu. Nun legen Sie die Filetstücke auf den Teller, geben die
Tomatenscheiben darauf und schichten je ein Spiegelei auf jedes
Filetstück. Zum Schluss würzen Sie das Gericht mit Salz und Pfeffer.

Blumenkohlsalat mit Oliven

Zutaten für 4 Portionen:
1 Blumenkohl, 1 Chilischote, mild
1 Zwiebel, rot, 1 Knoblauchzehe
250 ml Wasser, kalt, Salz, 2 rote Paprikaschoten
4 EL Olivenöl, 1 kleines Bund Basilikum, 2 EL Balsamico bianco
50 eingelegte Kapern aus dem Glas, abgetropft je
100 g schwarze und grüne Oliven, ohne Stein
schwarzer Pfeffer

Zubereitung:
Blumenkohl von Blättern und Strunk befreien, in Röschen teilen und waschen. Chilischote längs halbieren, entkernen, waschen und fein würfeln. Zwiebel sowie Knoblauch schälen und in feine Streifen schneiden. Die Röschen mit den Stielen nach oben in einem Topf verteilen und mit Salz bestreuen. Zwiebel und Knoblauchstreifen sowie Chiliwürfel darüber geben. Zutaten mit 2 EL Olivenöl beträufeln und das Wasser in den Topf geben. Das Gemüse bei mittlerer Hitze zugedeckt etwa 20 Minuten dünsten. Anschließend das fertig gegarte Gemüse kurz abkühlen lassen und in Schüsseln umfüllen. Paprikaschoten längs halbieren, entkernen, waschen und in feine Streifen schneiden. Basilikum waschen und trocken schütteln, Blätter abzupfen und in Streifen schneiden. Das restliche Olivenöl mit dem Essig verrühren und die Essig-Öl-Mischung anschließend über den Blumenkohl träufeln. Paprikastreifen, Basilikum, Kapern sowie die grünen und schwarzen Oliven hinzufügen und alles locker vermengen. Den Salat mit grob gemahlenem Pfeffer würzen und mit etwas Salz abschmecken.

Rindersteak mit buntem Salat

Zutaten für 1 Portion:

150 g Salat (Feldsalat, Mangold, Rucola)
1 Rindersteak á 150 g
60 ml Olivenöl
2 Knoblauchzehen
2 EL Butter
1 Rosmarinzweig
1 EL Barbecue Sauce
1 TL Rosa Beeren Pfeffer
Meersalz

Zubereitung:

Steak waschen und trocken tupfen. Salatblätter waschen und in der Salatschleuder trocknen oder mit einem Küchenpapier ebenfalls trocken tupfen. Zu lange Stiele beim Rucola und Mangold entfernen, dann die Blätter auf einen Teller geben. Rosmarinzweige waschen und trocken schütteln. Knoblauch schälen und grob hacken oder pressen. Butter und 1 EL Öl in der Pfanne erhitzen und das Steak mit Rosmarin und Knoblauch darin von jeder Seite etwa 2 - 3 Minuten braten. Steak dann auf einen erwärmten Teller legen, mit einem zweiten Teller abdecken und kurz ruhen lassen. Barbecue-Sauce in der heißen Pfanne kurz erwärmen. Steak auf einem Holzbrett in Streifen schneiden, und die Sauce anschließend darüber verteilen. Steak zum Salat auf den Teller geben, Rosa Beeren im Mörser zerkleinern, mit dem restlichen Öl vermischen und über das Fleisch und den Salat geben.

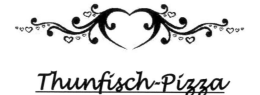

Thunfisch-Pizza

Zutaten:
200 g Tomaten, geschält, 400 g Hüttenkäse
4 Eier, 150 g Thunfisch im eigenen Saft
1 Paprika, rote, 4 Scheiben Schinken, gekocht
1 Handvoll Käse, gerieben, 1 Handvoll Champignons
Pfeffer, Salz, Pizzagewürz
Paprikapulver

Zubereitung:
Thunfisch abtropfen lassen und zusammen mit den Eiern und dem Hüttenkäse in eine Rührschüssel geben und mit Salz, Pfeffer und Paprikapulver vermischen. Anschließend die Masse auf ein Backblech geben und zu einem runden, pizzaähnlichen Teig flach drücken. Im vorgeheizten Backofen bei 200° C Umluft 25 Minuten backen. Nach Ende der Backzeit den Teig inklusive Backpapier (da der Teig sehr klebrig ist und sich nur schwer löst) vom Blech nehmen und zur Seite stellen. Nun das Backblech mit Küchenpapier abtrocknen, ein neues Stück Backpapier auflegen und den Teigboden andersherum wieder darauflegen und nun das alte Backpapier vorsichtig vom gebackenen Teig abziehen. Der Teig kommt so erneut für 7 – 8 Minuten in den Ofen. In der Zwischenzeit für den Belag die Champignons und die klein geschnittene Paprika zusammen mit den Zwiebelringen kurz in eine Pfanne geben und leicht anbraten. Nun die Tomaten in eine Schüssel geben und mit Salz, Pfeffer, Pizzagewürz und Paprikapulver würzen.
Pizza aus dem Backofen nehmen und mit der Tomatenmischung bestreichen. Anschließend die Pizza mit dem Pfannengemüse, dem in mundgerechte Stücke geschnittenen Schinken belegen und dem Käse bestreuen und für weitere 7 Minuten backen, bis der Käse verlaufen und eine leicht bräunliche Farbe angenommen hat.

Vegane Pizza

Zutaten für 1 Portion:
50 g Leinsamen, 200 g Mandeln, 1 ½ Zucchini
2 TL getrockneter Oregano, 2 EL Olivenöl, Salz
40 g weißes Mandelmus, 1 TL Hefeflocken, 1 Msp. Kurkuma
40 ml Wasser, 2 Tomaten, 70 g Champignons, 1 Zwiebel
1 Knoblauchzehe, ½ Aubergine, 1 Paprikaschote, 3 EL Olivenöl
80 g Tomatenmark

Zubereitung:
Für den Teig Mandeln und Leinsamen im Mixer zermahlen. 1 Zucchini
waschen und in kleine Stückchen schneiden. Nun die Zucchini,1 TL
Oregano, Olivenöl und 1 TL Salz hinzugeben. Alles zusammen zu
einem feinen Brei mixen. Zwei Stücke Frischhaltefolie ausbreiten und
jeweils die Hälfte des Breis auf die Folie geben. Backpapier auf ein
Backblech ausrollen und den Brei darauf für etwa 80 Minuten bei
120° C trocknen lassen. Mandelmus, Hefeflocken, Kurkuma, 20 ml
Wasser und etwas Salz zu einer Sauce mischen, die bei dieser Pizza
den Käse ersetzt. Für den Belag die Tomaten waschen, Champignons
putzen und beides in feine Scheiben schneiden. Aubergine und ½
Zucchini jeweils waschen und würfeln. Paprikaschote waschen,
halbieren, entkernen und in dünne Streifen schneiden. Zwiebel
schälen und in Ringe schneiden, Knoblauch ebenfalls schälen und fein
hacken oder auspressen. 3 EL Olivenöl in einer Pfanne erhitzen. Das
Gemüse, bis auf die Zucchini und Tomaten, für ca. 7 Minuten
andünsten. Tomatenmark, 1 TL Oregano und 20 ml Wasser zu einer
Sauce verrühren und salzen. Die fertige Sauce auf den Pizzen
verteilen. Zuerst mit Tomatenscheiben belegen, dann mit dem
angebratenen Gemüse und zum Schluss mit den Zucchiniwürfeln. Die
falsche Käsesauce darauf verteilen und im Backofen bei 250° C etwa
5 - 7 Minuten backen.

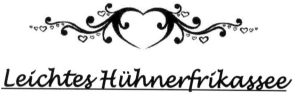

Leichtes Hühnerfrikassee

Zutaten für 4 Portionen:

300 g Champignons
500 g Spargel, grün
600 g Hühnerbrustfilets
Salz
4 EL Öl
4 EL Butter
Pfeffer
400 ml Hühnerfond
200 g Sahnejoghurt
10 Stiele Estragon
2 gestrichene EL Mehl
Muskat
Zitronensaft

Zubereitung:
Champignons putzen und anschließend halbieren. Spargel schälen und die holzigen Enden abschneiden. Die Stangen in schräge Stücke schneiden. Das Fleisch in 3 cm große Würfel schneiden.

Etwas Öl in einem Topf erhitzen und Pilze darin anbraten. Salzen, pfeffern und wieder herausnehmen.
Nun etwas Öl und Butter zusammen in einer zweiten Pfanne erhitzen. Fleisch und den Spargel darin anbraten und Brühe dazu gießen. Aufkochen lassen. Nun Joghurt und Mehl zusammen verrühren und alles 5 Minuten zugedeckt köcheln lassen.
Estragon-Blättchen feinhacken und diese zusammen mit den Pilzen zum Frikassee geben und alles erhitzen. Mit Salz, Pfeffer, Muskat und Zitronensaft nach Bedarf abschmecken.

Thunfischsalat

Zutaten für 2 Portionen:
3 Eier, 8 Cherrytomaten
100 g Kichererbse (aus der Dose)
1 Dose Thunfisch
¼ Bund Basilikum
1 EL Olivenöl, Salz, Pfeffer

Zubereitung:
Eier im Eierkocher oder im kochenden Wasser hart kochen. Abgießen
und mit kaltem Wasser abschrecken.
Tomaten waschen und halbieren oder vierteln. Kichererbsen unter
laufendem Wasser abspülen, in ein Sieb geben und gut abtropfen
lassen.
Thunfisch abgießen und in eine Schale geben. Eier pellen, in kleine
Würfel schneiden und zu dem Thunfisch geben. Basilikum waschen,
grob hacken und mit den Tomaten zu den restlichen Zutaten in die
Schale geben.
Mit Olivenöl beträufeln und mit Salz und Pfeffer würzen. Alles gut
umrühren. Sofort servieren oder bis zum Verzehr in eine Box geben
und im Kühlschrank lagern.

Lammfiletspieße auf Birnen-Bohnen-Gemüse

Zutaten:

800 g Lammfilets
400 g Prinzessbohnen
100 g Katenschinkengewürfelt
2 Birnen
6 EL Olivenöl
3 Rosmarinzweige
2 Knoblauchzehen
Salz
Pfeffer

Zubereitung:

Knoblauch schälen und fein schneiden. Rosmarinzweige waschen, trocken schütteln oder tupfen, Blätter abziehen und kleinhacken.

Lammfilets mit Olivenöl einreiben und den Rosmarin sowie Knoblauch darüber geben. Dann für etwa 12 Stunden im Kühlschrank ziehen lassen.

Nach der Wartezeit die Filets wellenförmig auf die Holzspieße stecken und auf der mittleren Schiene im Backofen grillen.

Birnen waschen, das Kerngehäuse entfernen und achteln. Öl in einer Pfanne erhitzen und die Schinkenwürfel darin anbraten. Schließlich die Birnenstücke hinzufügen und etwa 2 Minuten mit andünsten.

Abschließend die Prinzessbohnen hinzugeben, untermengen und mit Salz und Pfeffer abschmecken.

Anschließend die Spieße mit etwas dem Pfannen-Gericht auf Tellern anrichten und servieren.

Schweinefilet mit Sesamgemüse

Zutaten für 4 Portionen:

500 g Brokkoli

600 g Schweinefilet

100 ml Sojasoße

200 g Zuckerschoten

1 Paprika, rot

100 ml Wasser

2 EL Sesam

1 Chilischote

2 EL Öl

1-2 EL Honig

Pfeffer

Salz

Ggf. Asiagewürze

Zubereitung:

Brokkoli waschen und in Röschen schneiden. Paprika und die Zuckerschoten waschen und in mundgerechte Stücke schneiden. Sesam in einer Pfanne anrösten bis er eine leicht goldgelbe Farbe annimmt, beiseitestellen. Fleisch in dünne Streifen schneiden und etwa 3 Minuten im Öl anbraten, herausnehmen und zu dem Sesam an die Seite stellen. Als nächstes den Brokkoli zusammen mit der Paprika in einen Wok geben und kurz anbraten. Sojasoße, Wasser und Honig sowie Fleisch und Zuckerschoten dazugeben, umrühren und kurz alles anbraten, so dass die Zuckerschoten noch Biss haben. Das Gericht mit Salz und Pfeffer abschmecken, auf Tellern verteilen und Sesam darüber streuen.

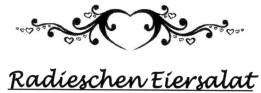

Radieschen Eiersalat

Zutaten für 4 Portionen:
12 Eier
2 Bund Radieschen
1 Salatgurke
6 EL Mayonnaise
6 EL Schlagsahne
4 EL Tomatenketchup
2 Prisen Salz, 2 Prisen Pfeffer
1 Prise Zucker, n. B. Petersilie, Schnittlauch

Zubereitung:
Die Eier im Eierkocher oder heißem Wasser hart kochen,
anschließend pellen und in Scheiben schneiden. Radieschen und die
Salatgurke in dünne Scheiben schneiden. Alles Beiseite stellen. In
einer zweiten Schüssel Sahne, Ketchup und Mayonnaise
zusammengeben und gut miteinander vermischen. Mit Salz und
Pfeffer abschmecken und über den Radieschen-

Gebratenes Zanderfilet mit Gemüse

Zutaten:

4 Zanderfilets, mit Haut
60 g Naturreis, 2 Paprika, rote, 2 Paprika, gelbe
1 Schalotte, 100 g Brokkoli, Bio-Zitrone
2 EL Olivenöl, 1/ 2 Bund Dill, 2 EL Butter
Pfeffer, Meersalz

Zubereitung:

Zanderfilets waschen und trockentupfen. Filets mit einem scharfen Messer auf der Hautseite mehrmals einritzen. Reis nach Packungsanleitung zu. Gemüse waschen und abtropfen lassen. Die Schalotte schälen und fein würfeln. Anschließend Paprika halbieren, Kerne und Trennwände entfernen und in kurze Streifen schneiden. Brokkoliröschen vom Stiel schneiden und waschen. Dill klein hacken und die Zitrone abwaschen, dann in Scheiben schneiden. Butter und Öl in der Pfanne erhitzen und den Zander auf der Hautseite 5 Minuten braten. Anschließend den Fisch aus der Pfanne nehmen, mit der Hautseite nach oben in eine feuerfeste Form geben und im vorgeheizten Backofen bei 160 ° C Umluft ca. 10 Minuten weiter garen. Das restliche Öl in die noch heiße Pfanne geben, die Schalotte darin anschwitzen und dann das restliche Gemüse dazugeben. Als letztes die restliche Butter dazugeben und alles mit Salz und Pfeffer würzen.
Den fertig gekochten Reis mit Dill vermischen und auf Teller geben. Gemüse und Zander darüber geben und den Fisch mit einer Scheibe Zitrone garnieren.

Tandoori Huhn mit Ofengemüse

Zutaten für 8 Portionen:

8 Hühnerbrüste ohne Haut, 8 TL Tandoori-Gewürz-Mischung
8 EL Öl, 2 Bio-Limetten, 300 g griechischer Joghurt
30 Stiele Zitronenmelisse, 4 Zucchini, 2 gelbe Paprikaschoten
4 Fenchelknollen mit Grün, 4 rote Zwiebeln, 300 g Kirschtomaten
2 rote Pfefferschoten, 10 Stiele Thymian, 10 EL Olivenöl

Zubereitung:

Die Hühnerbrüste rundum mit der Tandoori-Mischung würzen, dann
in Alufolie einschlagen und 1 Stunde schön ziehen lassen. Für den Dip
die Limette heiß waschen und trocknen. Die Limettenschale fein
abreiben und den Saft auspressen. Schale und Saft mit dem Joghurt
glattrühren und die fein geschnittene Zitronenmelisse unterheben.
Den Fenchel putzen, das Grün abschneiden, die Knollen längs
halbieren und In Streifen schneiden. Zucchini in Scheiben schneiden.
Die Paprika in grobe Würfel schneiden. Zwiebeln in breite Spalten
und Pfefferschote in breite Ringe schneiden. Gemüse in eine große
Schüssel geben und mit Salz und Pfeffer würzen. Thymianblättchen
von den Stielen zupfen und mit dem Olivenöl zum Gemüse geben.
Alles gut mischen und 30 Minuten ziehen lassen. Gemüse mit dem Öl
auf einem Backblech verteilen und im vorgeheizten Backofen bei 220
Grad 20 Minuten lang garen. Nach 15 Minuten auch die Tomaten
zugeben. Für das Tandoori-Huhn das Öl in einer Pfanne erhitzen. Die
Hühnerbrüste mit Salz würzen und im heißen Öl bei mittlerer Hitze 10
Minuten braten hierbei das Fleisch immer mal wieder wenden. Huhn
anschließend in Scheiben schneiden und mit dem Gemüse anrichten.
Mit abgezupften Fenchelgrün und der restlichen Zitronenmelisse
garnieren und mit dem Limetten-Dip servieren.

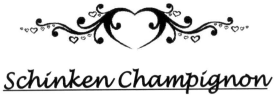

Schinken Champignon Omelette

Zutaten für 2 Portionen:
4 Eier
100 g Kochschinken
3 - 4 Champignons
20 ml Mineralwasser
1 TL Olivenöl
2 EL Sahne
½ Bund Petersilie
Salz, Pfeffer

Zubereitung:
Die Eier in einer Schüssel mit dem Mineralwasser und der Sahne
gründlich vermengen. Die Petersilie waschen, trocken schütteln und
hacken und untermischen. Die Eimischung mit Salz und Pfeffer
würzen und nochmals verquirlen. Die Champignons putzen und in
Scheiben schneiden, ebenso den Schinken. Das Olivenöl in der
Pfanne erhitzen und Pilze scharf darin anbraten. Die Champignons
wieder herausnehmen und nun die Hälfte der Eimischung in die
heiße Pfanne gießen. Das Omelett bei mittlerer Hitze garen, bis die
Unterseite gestockt ist. Das Omelett wenden und mit Pilzen und
Schinken belegen. Das Omelett aus der Pfanne nehmen und
zusammenklappen, das Zweite ebenso zubereiten. Zum Anrichten ein
Bett aus Salat oder Gemüse auf den Tellern anrichten und mit dem
Omelett belegen.

Gegrilltes Hähnchen mit Avocado Salsa

Zutaten für 4 Portionen:

4 Hühnerbrust
2 rote Zwiebeln
2 Avocado
2 rote Spitzpaprika
8 Stiele glatte Petersilie
4 EL Öl
½ TL Cayennepfeffer
2 TL flüssigen Honig
4 EL Limettensaft
Salz, Pfeffer
1 Prise Zucker

Zubereitung:

1 EL Öl mit Cayennepfeffer und dem Honig verrühren, die vier Hühnerbrüste anschließend rundherum mit der Mischung einreiben und mit Salz würzen. 1 EL Öl in einer beschichteten Pfanne erhitzen und das Fleisch darin bei mittlerer bis starker Hitze auf jeder Seite 3 Minuten braten. Danach das Huhn auf ein Stück Alufolie und im heißen Ofen auf dem Rost bei 180 Grad auf der mittleren Schiene 15 Minuten garen. Inzwischen die roten Zwiebeln putzen und fein würfeln, 2 rote Spitzpaprika halbieren und entkernen, 2 Avocado auslösen. Die Paprika und Avocado würfeln, die Petersilie hacken. Die Zwiebeln mit der Paprika vermischen und Avocado und 2/3 der Petersilie und dem Limettensaft vermischen. Mit Salz, Pfeffer und 1 Prise Zucker würzen. Die Hühnerbrüste anrichten mit der Avocado Salsa und der restlichen Petersilie bestreut servieren.

Pad Thai mit Shirataki Nudeln

Zutaten für 4 Portionen:

700 g Shirataki-Nudeln, 4 Eier
2 Brokkoli, 2 Zwiebeln
100 g Sojasprossen, 2 Knoblauchzehen
2 Bund Frühlingszwiebeln
100 g Kokosmilch, 4 EL Sojasoße
4 EL Erdnüsse, ungesalzen
2 TL Zitronensaft, ¼ TL Koriander, gemahlen
Sesamöl, 1 Prise Zucker, Salz, Pfeffer

Zubereitung:

Die Erdnüsse in eine Pfanne geben und anrösten, bis sie eine goldbraune Farbe bekommen, dann aus der Pfanne nehmen und beiseitestellen. In der Zwischenzeit den Brokkoli putzen, in feine Röschen teilen und in einem Topf etwa 10 Minuten bissfest garen. Für die Soße Kokosmilch, Sojasoße, Zitronensaft, Koriander und Stevia in eine Schüssel geben und vermengen, beiseitestellen. Die Zwiebel, den Knoblauch und die Frühlingszwiebeln klein schneiden und in einer Pfanne bzw. in einem Wok anbraten. Gleichzeitig die Nudeln in heißem Wasser einweichen, anschließend abseihen und mit in die Pfanne geben. Nach etwa 2-3 Minuten die Nudeln an den Rand der Pfanne schieben. Die Eier in einer separaten Schüssel verquirlen und in die Mitte der Pfanne bzw. des Woks geben. Sobald die Eiermasse anfängt zu stocken, die Nudeln, den Brokkoli und die Sojasprossen unterheben. Mit Salz und Pfeffer abschmecken und abschließend mit den gerösteten Erdnüssen garnieren und sofort servieren.

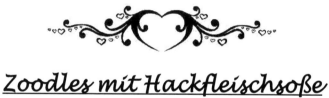

Zoodles mit Hackfleischsoße

Zutaten für 3 Portionen:
400 g Hackfleisch
400 g passierte Tomaten
1 Zwiebel
3 Zucchini
2 Knoblauchzehen
1 EL Tomatenmark
2 EL Gemüsebrühe
5 EL geriebener Parmesan
Salz, Pfeffer
Olivenöl

Zubereitung:
Die Zucchinis waschen und zu spaghetti-ähnlichen Streifen hobeln, die Zucchininudeln beiseitestellen. Nun das Olivenöl in einer Pfanne erhitzen und die klein geschnittenen Zwiebeln sowie den gepressten Knoblauch darin anbraten. Das Hackfleisch hinzugeben und scharf anbraten. Anschließend das Tomatenmark sowie die geschälten Tomaten unterrühren und die Mischung mit Salz, Pfeffer und etwas Gemüsebrühe abschmecken. Nun die Zucchini-Spaghetti in eine zweite Pfanne geben und etwa 30 Sekunden in etwas Olivenöl schwenken. Die Spaghetti auf einem Teller anrichten, die Sauce darüber geben, mit Parmesan bestreuen und sofort servieren.

Ziegenkäse Omelette mit Feigen

Zutaten für 4 Portionen:

150 g Ziegenfrischkäse

6 Eier, 150 g Kirschtomaten

1 rote Zwiebel, 4 Feigen

3 Stiele Thymian, 4 EL Olivenöl

1 EL Butter, 2 Stiele glatte Petersilie

2 EL Balsamico

Salz, Pfeffer

brauner Zucker

Zubereitung:

Die Zwiebel in feine Würfel schneiden, die Thymianblättchen abzupfen. Zupfen Sie die Thymianblättchen ab. Die Eier und den Frischkäse in einen Rührbecher geben, mit Salz und Pfeffer würzen und mit dem Schneidstab fein pürieren, danach den Thymian untermengen. Die Feigen waschen und längs halbieren. 2 EL Öl und Butter in einer ofenfesten beschichteten Pfanne erhitzen und die Zwiebeln darin glasig dünsten. Feigen auf den Schnittflächen zu den Zwiebeln geben und die Frischkäsemasse hinzufügen. Den Pfanneninhalt bei kleiner Hitze zugedeckt 6 Minuten stocken lassen und im vorgeheizten Backofengrill 5-6 Minuten fertig garen. Inzwischen die Tomaten halbieren und die Petersilie hacken. Das restliche Öl in einer Pfanne erhitzen und Tomaten darin 2-3 Minuten dünsten. 1/2 TL Zucker zugeben, mit Salz und Pfeffer würzen und mit Essig ablöschen. Die Petersilie untermischen und vom Herd nehmen. Das fertige Omelette aus der Pfanne stürzen und sofort mit den Tomaten servieren.

Asia Rindfleischstreifen auf Salat

Zutaten für 4 Portionen:

4 Rindersteaks

1 rote Zwiebel

200 g Baby Spinat

2 Möhren

2 rote Chilischoten

2 EL Sesam

100 g Sprossen

4 TL Kresse

2 EL Kokosöl

2 EL Teriyaki Sauce

2 EL Sojasauce

Salz, Weißer Pfeffer

Zubereitung:

Den Spinat waschen und in Küchenpapier trocken tupfen, die Möhren schälen und in feine Stifte hobeln, die Zwiebeln schälen und in dünne Ringe schneiden, die Chilischoten halbieren und entkernen, dann in kleine Stücke schneiden. Jetzt das Rindfleisch waschen und im Anschluss trocken tupfen. Das Kokosöl in der Pfanne erhitzen und die Steaks von beiden Seiten für 2 Minuten scharf anbraten. Nun die Chilischoten, Teriyaki- und Soja Sauce dazugeben und das Fleisch für 2 Minuten bei mittlerer Hitze weiterbraten, anschließend die Steaks aus der Pfanne nehmen. Die Steaks mit Sesam bestreuen und zugedeckt kurz ruhen lassen. Den Spinat auf dem Teller verteilen und das Gemüse und die Sprossen darauf verteilen, die Steaks in Scheiben schneiden und drauflegen, anschließend mit Kresse garnieren.

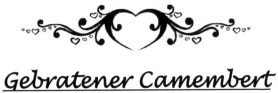

Gebratener Camembert

Zutaten für 2 Personen:

2 Camemberts

1 Ei

2 EL Paniermehl

2 EL Rapsöl

1 EL Butter

Zubereitung:

Das verquirlte Ei, das Paniermehl und das Öl in je einen tiefen Teller geben. Nun die Camemberts erst in Öl, dann im Ei und zuletzt im Paniermehl wenden. Die Käse dann in heißer Butter in einer beschichteten Pfanne bei schwacher Hitze zugedeckt ca. 10 Minuten unter mehrmaligem Wenden von beiden Seiten goldbraun braten.

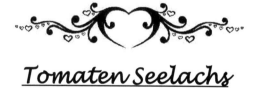

Tomaten Seelachs

Zutaten für 2 Portionen:
200 g Seelachs
4 Tomaten
2 TL Pinienkerne
2 TL Kapern
6 Stängel Petersilie
4 TL Zitronensaft
4 TL Olivenöl
Salz, Pfeffer

Zubereitung:
Den Seelachs gut waschen und anschließend mit einem Küchentuch abtrocknen. Nun von beiden Seiten mit Salz, Pfeffer würzen und mit Zitronensaft beträufeln. Den Backofen auf 200 Grad vorheizen und eine kleine Auflaufform mit 1 TL Öl einfetten. Anschließend die Tomaten waschen, in dünne Scheiben schneiden und würzen. Die Tomatenscheiben nun gleichmäßig in der Auflaufform verteilen. Nun die Petersilie, die Kapern und die Pinienkerne grob hacken und vermischen. Anschließend den Seelachs auf den Tomatenboden geben und die Kapernmasse darüber geben. Das restliche Öl ebenfalls darüber geben und die Auflaufform bei 180 Grad für 20 Minuten in den Ofen stellen.

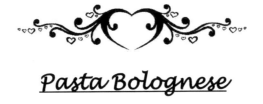

Pasta Bolognese

Zutaten für 4 Portionen.

750 g Low-Carb Spaghetti
750 g Passierte Tomaten
500 g Rinderhackfleisch
40 g Schinkenspeck
6 Cherrytomaten
1/ 2 rote Zwiebel
1 Karotte
1 rote Chilischote
1 Knoblauchzehe
2 Zweige Basilikum
1 Lorbeerblatt, 50 g Parmesan
1 TL Olivenöl, Salz, Pfeffer

Zubereitung:
Zunächst die Zwiebel und den Schinken in kleine Würfel schneiden, dann beides kurz in Olivenöl anbraten. Das Hackfleisch dazugeben und die Mischung gründlich anbraten. Jetzt die Chilischote und den Knoblauch in jeweils 3 - 4 kleine Stückchen schneiden und unterrühren, den Pfanneninhalt mit Salz und Pfeffer würzen. Anschließend die passierten Tomaten dazugeben und alles mit etwas Wasser verdünnen. Die Karotte schälen, klein reiben und zur Soße hinzugeben. Nun die Cherrytomaten waschen und halbieren und zusammen mit dem Lorbeerblatt hinzugeben. Das Ganze ca. 15 Minuten köcheln lassen. Anschließend die Bolognese nochmals mit Salz und Pfeffer abschmecken. Jetzt die Pasta kochen bis sie "all dente" ist. Nun die Pasta Bolognese anrichten und mit jeweils 1 - 2 Basilikumblätter garnieren.

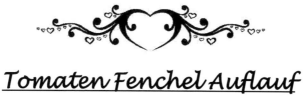

Tomaten Fenchel Auflauf

Zutaten für 4 Portionen:

4 Fenchelknollen

1 TL Fenchelsaat

3 Knoblauchzehen

50 g grüne Oliven

250 g Dosentomaten, gewürfelt

1 EL Tomatenmark

1 TL Oregano gehackt

1 TL Thymian gehackt

Saft und Zesten einer ½ Bio-Orange

1 EL Olivenöl gehackt

Salz, Pfeffer

Zubereitung:

Den Fenchel im Ganzen in kochendem Salzwasser etwa 2 Minuten blanchieren, abschrecken und dann in Spalten schneiden (gegebenenfalls dabei den harten Strunk entfernen). In eine Auflaufform schichten. Den Knoblauch schälen und fein hacken und dann in 1 EL heißen Öl mit den Kräutern anschwitzen. Das Tomatenmark kurz unterrühren. Tomaten, Orangensaft und Oliven zugeben. Die Mischung etwa 10 Minuten köcheln lassen. Dann mit Zitronensaft, Salz und Pfeffer abschmecken. Über den Fenchel geben und im vorgeheizten Ofen bei 180°C ca. 20 Minuten backen. Zum Schluss mit Zesten garniert servieren.

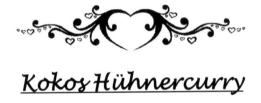

Kokos Hühnercurry

Zutaten für 4 Portionen:
600 g Hühnerbrustfilet
1 Zwiebel
1 rote Chilischote
2 Knoblauchzehen
1 Saft einer Limette
400 ml Kokosmilch
2 EL Kokosöl
100 - 200 ml Wasser
1 EL rote Currypaste
1 TL Curry
1 TL Kurkuma
Salz, Pfeffer

Zubereitung:
Zuerst die Hühnerbrustfilets waschen, trocken tupfen und in mundgerechte Stücke schneiden. Anschließend Zwiebel und Knoblauch schälen und fein würfeln. Danach die Chilischote waschen, dann längs halbieren, die Kerne entfernen und in kleine Stücke schneiden. Etwas Kokosöl in einer großen Pfanne erhitzen und das Fleisch darin braun anbraten. Dann auch die Zwiebel- und Knoblauchwürfel hinzugeben. Danach die Currypaste unterrühren. Kokosmilch, Chili, Curry und Kurkuma dazugeben und alles 5 bis 10 Minuten köcheln lassen, bei Bedarf etwas Wasser dazugeben. Alles mit Limettensaft, Salz und Pfeffer abschmecken und wer es scharf mag, der fügt noch etwas Currypaste hinzu. Das Curry in vier Schälchen anrichten.

Zoodles mit Feta

Zutaten für 2 Portionen:
500 g Zucchini, 200 g Feta
3 Knoblauchzehen, 250 g Cherrytomaten
4 EL Olivenöl, Basilikum, gerebelt, Salz, Pfeffer

Zubereitung:
Die Zucchini waschen, abtropfen lassen und mit dem Spiralschneider oder Sparschäler in lange dünne Nudeln schneiden. Tomaten waschen, trocknen und vierteln, den Fetakäse würfeln. Den Knoblauch schälen und mit der Knoblauchpresse ausdrücken. Öl in der Pfanne erhitzen und Knoblauch anschwitzen. Die Zucchini-Nudeln hinzugeben und für mehrere Minuten braten, bis sie bissfest sind. Die Tomaten, Feta und das Basilikum dazugeben und alles gut vermengen. Die Nudeln mit Salz und Pfeffer abschmecken.

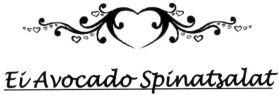

Ei Avocado Spinatsalat

Zutaten für 4 Portionen:
4 Eier
200 g Baby-Blattspinat
1 reife Avocado
1 Schalotte
4 EL milder Weißweinessig
4 EL Olivenöl
4 TL Öl
40 g gehackte Cashewkerne
½ TL scharfes rotes Currypulver
250 g Kirschtomaten
Salz, Pfeffer

Zubereitung:
Die 4 Eier anstechen und 6-8 Minuten hart kochen. Inzwischen die
Schalotte fein schneiden. Nun die Eier abschrecken und die Schale
entfernen. Danach den Baby-Blattspinat putzen und trocken tupfen. 4
EL milden Weißweinessig, 4 EL kaltes Wasser, etwas Salz und Pfeffer
in einer Schüssel verrühren und anschließend die 4 EL Olivenöl
unterheben. Die Schalottenwürfel und den Baby-Spinat unterheben
und alles auf einer Platte verteilen. Nun die Avocado aus der Schale
lösen und das Fruchtfleisch in 2 cm große Stücke schneiden. Die Eier
halbieren und anschließend zusammen mit der Avocado auf den
Spinat geben. Die gehackten Cashewkerne in wenig Öl in einer
Pfanne bei mittlerer Hitze unter Rühren goldbraun rösten. Dann 1/2
TL scharfes rotes Currypulver unterrühren. Die Pfanne auswischen
und 1 EL Öl hineingeben, die Kirschtomaten darin solange braten, bis
die Tomaten aufplatzen. Tomaten und Cashewkerne auf den Salat
geben.

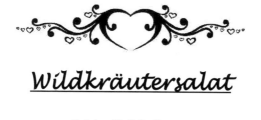

Wildkräutersalat

Zutaten für 2 Portionen:
50 g Brunnenkresse
150 g Löwenzahn, 50 g Sauerampfer
4 EL Olivenöl
75 g Parmesan
3 EL Apfelessig
1 Knoblauchzehe, Salz, Pfeffer
1 Bund Kräuter der Provence
1 EL Olivenöl

Zubereitung:
Die Stiele der Brunnenkresse entfernen und anschließend alle Kräuter gut waschen und anschließend trocken tupfen. Die Wildkräuter in kleine Stücke zupfen. Den Knoblauch fein hacken und in einer Pfanne mit etwas Öl anbraten. In eine Schüssel den Essig geben und diesen würzen. Anschließend das Öl unterrühren und dann die Kräuter der Provence. Mischen Sie jetzt alle Wildkräuter miteinander, geben Sie die Salatsauce bestehend aus Essig, Salz, Pfeffer und Öl darüber und garnieren Sie das Ganze mit frisch gehobeltem Parmesan. Der Salat passt besonders gut zu Fischgerichten.

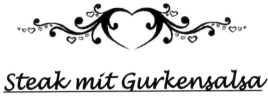

Steak mit Gurkensalsa

Zutaten für 4 Portionen:
4 Rinderfilets (à 150 g)
2 Gewürzgurken
2 Minigurken
2 Senfgurken
2 TL Kapern (abgetropft, Glas)
200 g Mayonnaise
1 Beet Kresse
4 EL Öl
Salz, Pfeffer

Zubereitung:
Zuerst alle Gurken waschen und sehr fein würfeln. Anschließend die Kapern hacken, die Kresse mit einer Schere abschneiden und beides unter die Gurkenwürfel heben. 4 EL von der Mischung beiseitestellen. Die Mayonnaise mit der Gurken-Kresse- Mischung verrühren und mit Salz und Pfeffer nach Belieben abschmecken. Die restliche Gurken-Kresse-Mischung darüberstreuen. Die Steaks in einer Pfanne von jeder Seite 3-4 Minuten scharf anbraten, anschließend würzen und mit der Gurken-Salsa anrichten.

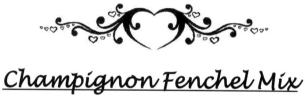

Champignon Fenchel Mix

Zutaten für 4 Portionen:

400 g Champignons

2 Knoblauchzehen

150 g Fenchel

1 Zitrone

1 TL Ingwer, gerieben

2 EL Olivenöl

1 EL Butter

Salz, Pfeffer

Muskat

1 Zweig Rosmarin

1 Lorbeerblatt

Zubereitung:

Die Champignons putzen, die trockenen Stielenden entfernen und in Scheiben schneiden. Den Fenchel putzen und in dünne Scheiben schneiden. Anschließend den Knoblauch schälen und in feine Scheiben schneiden. Den Rosmarin waschen und trocken tupfen, die Blätter abzupfen und diese dann fein hacken. Butter und Öl in der Pfanne erhitzen und Knoblauch darin goldbraun anbraten. Die Pilze und den Fenchel dazugeben und mit braten. Die Zitrone halbieren und den Saft auspressen. Ingwer und Zitronensaft zu den Pilzen geben und alles gut vermengen. Den Rosmarin und Lorbeer dazugeben und alles für mehrere Minuten braten. Den Gemüsemix mit frisch geriebener Muskatnuss, Salz und Pfeffer würzen.

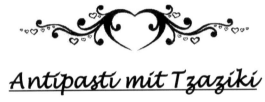

Antipasti mit Tzaziki

Zutaten für 3 Portionen:

3 Auberginen

4 Paprika

1 Salatgurke

1 Knoblauchzehe

250 g griechischer Joghurt

6 EL Olivenöl

Pfeffer, Salz

Zubereitung:

Die Gurke waschen, längs halbieren und entkernen, anschließend in feine Stücke schneiden oder raspeln. Knoblauch fein hacken oder durch eine Knoblauchpresse pressen. Den Joghurt in eine große Schüssel geben und mit den Gurkenstückchen und dem Knoblauch vermischen. Mit Salz und Pfeffer abschmecken und danach in den Kühlschrank stellen. Aubergine waschen und in dünne Scheiben schneiden.

Die Scheiben anschließend mit etwas Olivenöl bepinseln und mit Salz und Pfeffer bestreuen. Backblech mit einem Backpapier auslegen und die Scheiben darauf verteilen und danach für etwa 15 Minuten bei 200 Grad auf mittlerer Schiene im vorgeheizten Ofen backen. Paprika waschen und putzen und in grobe Stücke schneiden. 2 EL Olivenöl in einer Pfanne erhitzen und die Paprikastücke scharf anbraten. Danach mit etwas Salz und Pfeffer bestreuen und gemeinsam mit den Auberginenscheiben und dem selbst gemachten Tsatsiki anrichten.

Gegrillter Paleo Burger mit Avocado

Zutaten für 4 Personen:
400 g Rinderhackfleisch, 1 Ei
200 g grüne Bohnen, frisch oder TK
8 Scheiben Bacon, eine Handvoll Salatblätter
1 rote Zwiebel, 1 Tomate, 1 Schalotte
1 Knoblauchzehe, 1 Avocado, 10 Mandeln
2 EL Olivenöl
Salz, Pfeffer

Zubereitung:
Die Schalotte und den Knoblauch putzen und fein würfeln.
Anschließend das Olivenöl in der Pfanne erhitzen und Schalotte und
Knoblauch goldbraun anrösten. Das Hackfleisch mit Schalotte,
Knoblauch und Ei in einer Schüssel vermengen und würzen. Aus der
Hackfleischmischung mit den Händen vier Patties formen und die in
der heißen Pfanne von beiden Seiten scharf anbraten. Anschließend
die vier dünnen Buletten für 10 - 15 Minuten bei 170 Grad Umluft im
Ofen weiter garen. Währenddessen die Bohnen putzen und 8 – 10
Minuten in Salzwasser kochen, die Bohnen anschließend in einem
Sieb gut abtropfen lassen. Den Bacon in der Pfanne von beiden Seiten
knusprig braten. In dieser Zeit die Salatblätter, die Tomate und die
Avocado putzen und schneiden. Die Mandeln grob hacken und die
Zwiebel in Scheiben schneiden. Die Bohnen mit den
Mandelstückchen kurz anrösten und würzen. Die Mischung
anschließend auf vier Teller verteilen, jeweils das Salatgemüse und
ein Pattie hinzugeben und mit der Avocado toppen.

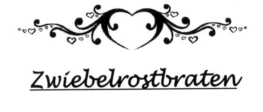

Zwiebelrostbraten

Zutaten für 2 Portionen:
800 g Roastbeef
50 ml Sahne
4 mittelgroße Zwiebeln
2 EL Mehl
2 EL Sonnenblumen- oder Rapsöl
100 ml Gemüsebrühe
1 EL Sojasoße
2 EL Butterschmalz
Salz, Pfeffer
Petersilie

Zubereitung:
Das Fleisch mit Salz und Pfeffer einreiben und danach mit Mehl
bestäuben. In einer Pfanne das Öl erhitzen und das Fleisch darin von
beiden Seiten für etwa 3 Minuten unter hoher Hitze anbraten. Das
Roastbeef in Alufolie einwickeln und im vorgeheizten Ofen bei 80
Grad Ober- und Unterhitze warmhalten. Die Zwiebeln schälen und in
grobe Ringe schneiden. 1 EL Butterschmalz in der Pfanne erhitzen
und die Ringe darin anrösten, dann die Sojasoße und die
Gemüsebrühe hinzugeben. Wenn die Flüssigkeit um ein Drittel
reduziert ist, die Zwiebelringe aus der Soße holen und zur Seite
stellen. Dann die Sahne in die Soße geben und mit Salz und Pfeffer
abschmecken. Das Fleisch aus dem Ofen nehmen und zum Schluss
den Fleischsaft zur Soße geben. Fleischscheiben gleichmäßig auf zwei
Tellern anrichten und die Soße darüber geben. Die Petersilie fein
hacken und gemeinsam mit den Zwiebelringen auf dem Fleisch
drapieren.

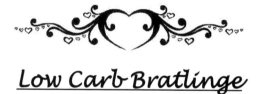

Low Carb Bratlinge

Zutaten für 2 Portionen:

500 ml Wasser

2 Eier

½ Zucchini

200 g Soja-Granulat

Mandelmehl

1 Zwiebel

2 EL Öl

1 Knoblauchzehe

Salz, Pfeffer, Paprikagewürz

Zubereitung:

Das Soja-Granulat in einen Topf geben und etwa 10 Minuten in kochend heißem Wasser einweichen, anschließend das Wasser abgießen und das Granulat gut ausdrücken und somit vom restlichen Wasser befreien. Die Zwiebel und die Knoblauchzehe möglichst fein hacken und mit den Eiern und dem Soja-Geschnetzeltem verquirlen. Die Zucchini waschen, Stiel und Blütenansatz entfernen, grob reiben und salzen. Die Zucchini unterheben und dann die Mischung abkühlen und etwa 30 Minuten ziehen lassen. Dann in einem sauberen Küchentuch gut ausdrücken. Nun mit Salz, Pfeffer und Paprikagewürz abschmecken. Um dem Ganzen die passende Konsistenz zu verleihen und sicherzustellen, dass es beim Braten in Form bleibt, gerade einmal so viel Mandelmehl zu der Masse geben, bis sich daraus Bratlinge formen lassen. Etwas Öl in einer Pfanne verteilen und die Soja-Bratlinge anbraten, bis diese von allen Seiten goldbraun sind.

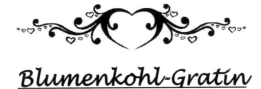

Blumenkohl-Gratin

Zutaten für 1 Portion:
400 g Blumenkohl
80 g Gouda, gerieben
Salz
weißer Pfeffer
125 g Crème Fraîche
6 EL Schlagsahne, 30 % Fett
Muskatnuss, gerieben

Zubereitung:
Waschen Sie den Blumenkohl und zerteilen Sie ihn in Röschen.
Geben Sie den Blumenkohl anschließend in einen Topf mit reichlich
Salzwasser und lassen Sie ihn für 5 bis 7 Minuten kochen. Nun heizen
Sie den Backofen auf 180 Grad bei Ober und Unterhitze vor.
Währenddessen verrühren Sie die Crème Fraîche, den Käse und die
Sahne zu einer Sauce und würzen diese mit Salz und etwas weißem
Pfeffer. Geben Sie außerdem etwas Muskatnuss dazu. Geben Sie nun
den Blumenkohl in eine Auflaufform und gießen Sie die Käsesauce
darüber. Lassen Sie den Blumenkohl für etwa 15 bis 20 Minuten im
Ofen gratinieren, bis er die gewünschte Bräunung erreicht hat. Wenn
Sie dieses Gericht als Hauptmahlzeit genießen möchten, können Sie
auch etwas gekochten Schinken oder gebratene
Hähnchenbruststreifen zum Blumenkohl geben.

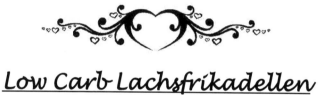

Low Carb Lachsfrikadellen

Zutaten für 2 Portionen:

200 g Räucherlachs

250 g Wildlachs

1 kleine Zwiebel

2 Eier

100 g Vollkornbrösel

1 EL Dill, gehackt

Salz

Pfeffer

Knoblauchpfeffer

Zitronenpfeffer

Zubereitung:

Waschen Sie den Wild- und Räucherlachs und hacken Sie beide sehr fein. Nun schälen Sie die Zwiebel und hacken diese ebenfalls klein (in Würfel). Mischen Sie den Fisch und die Zwiebeln in einer Schüssel und geben Sie Dill, Pfeffer und Salz, die Eier, Knoblauchpfeffer, Zitronenpfeffer und die Brösel dazu. Verrühren Sie alles gut miteinander und lassen Sie das Ganze für ein paar Minuten ziehen. Danach formen Sie 8 Frikadellen. Dieses Gericht passt perfekt zu einem knackigen Salat.

Falsche Spaghetti mit Garnelen

Zutaten für 2 Portionen:
2 Zucchini
125 g Garnelen
1 Knoblauchzehe
1 Zwiebel
2 EL Olivenöl
½ Chilischote
Etwas Olivenöl, Salz und Pfeffer

Zubereitung:
Zucchini waschen, die Enden abschneiden und mit einem
Spiralschneider in „Spaghetti" verwandeln. Zwiebel und Knoblauch
jeweils schälen und fein hacken. Chili waschen und ebenfalls fein
hacken. Öl in eine Pfanne geben, heiß werden lassen und die Zwiebel
mit der Chilischote kurz anbraten lassen, bevor die Garnelen
dazugegeben werden. Etwa 1 Minuten später noch den Knoblauch
zufügen. Sind die Garnelen durchgebraten, dürfen die Zucchini-
Spaghetti auch in die Pfanne. Etwas Wasser hineingeben und 5
Minuten köcheln lassen. Dann mit Salz und Pfeffer abschmecken.
Fertig!

10 Minuten Gemüse-Quark-Auflauf

Zutaten für 2 Portionen:
1 Ei
250 g Quark
100 g Paprika
1 kleine Zwiebel
100 g Zucchini
Schnittlauch
Petersilie
Öl
Salz
Pfeffer

Zubereitung:
Heizen Sie den Ofen auf 180 Grad vor. Waschen Sie die Paprika und die Zucchini und schneiden Sie diese in kleine Würfel. Hacken Sie außerdem den Schnittlauch und die Petersilie klein. In einer Schüssel verquirlen Sie jetzt das Ei und geben den Quark, die Zwiebeln, das Gemüse und die Gewürze dazu und verrühren alles gut miteinander. Fetten Sie nun eine Auflaufform mit Öl ein und lassen Sie die Masse auf mittlerer Schiene für ca. 20 bis 30 Minuten backen.

Asia Rollen

Zutaten für 4 Portionen:
2 Möhren
150 g Knollensellerie
1 kleine Salatgurke
150 g Tofu
8 große Salatblätter (z.B. Eisbergsalat, alternativ: Chinakohlblätter)
Salz
2 TL Wasabi-Paste
Tamarisauce

Zubereitung:
Den Tofu abtropfen lassen. Möhren und Sellerie schälen und in dünne Streifen schneiden. Gurke waschen, längs halbieren, entkernen und ebenfalls in dünne Streifen schneiden. Nun den Tofu trocken tupfen und in dünne Scheiben schneiden. Die Blätter waschen und trocknen, dickere Blattrippen gegebenenfalls mit dem Messer flach schneiden. Möhren- und Selleriestreifen in kochendem Salzwasser kurz blanchieren. Die Blätter in ein Sieb geben und das Gemüse mit dem heißen Wasser über die Blätter gießen. Dann kalt abschrecken, abtropfen lassen und trocken tupfen. Salatblätter am unteren Rand jeweils mit 1-2 Scheiben Tofu belegen und mit etwas Wasabi bestreichen. Gurken, Möhren und Sellerie darauflegen und Blätter fest aufrollen. Asia-Rollen halbieren und mit Tamarisauce servieren.

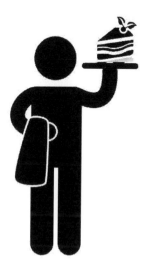

DESSERTS/SNACKS

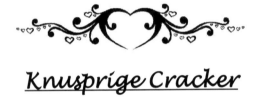

Knusprige Cracker

Zutaten für ca. 30 Cracker:
1 EL Kräuter der andere Gewürze nach Geschmack
90 g ganze Leinsamen, 1/2 TL Meersalz
100 g gemahlene Mandeln, 1 Knoblauchzehe
60 g Möhren

Zubereitung:
Als Erstes werden die Möhren und die Knoblauchzehe geschält und mit einem Gemüsehobel fein gerieben. Danach kann der Backofen auf 180 °C Umluft vorgeheizt werden. Die geriebenen Möhren werden nun in ein Tuch gegeben, ausgepresst und danach in eine Schüssel gegeben. Nun werden alle weiteren Zutaten zu den Möhren gegeben und mit den Händen zu einem gleichmäßigen Teig geknetet. Die Masse sollte allerdings nicht zu lange geknetet werden, da dieser sonst zu feucht wird. Der fertige Teig wird jetzt auf ein Backpapier gegeben und ein zweites Backpapier wird darübergelegt, damit der Teig anschließend in ein möglichst gleichmäßiges, ca. 3 mm hohes Rechteck ausgerollt werden kann. Durch das oben liegende Backpapier können jetzt mit einem Messerrücken gerade Linien in den Teig gedrückt und das Backpapier kann abgezogen werden. Danach wird der Teig mit dem unteren Backpapier auf ein Backblech gelegt und für 20 Minuten in dem vorgeheizten Backofen gebacken. Als Erstes wird der Rand trocken und nimmt Farbe an, diese Stücke können bereits abgebrochen und auf ein Küchengitter zum Auskühlen gelegt werden. Sobald die restlichen Cracker durchgebacken und eine schöne Farbe angenommen haben, können diese ebenfalls aus dem Backofen genommen und auf dem Küchengitter zum Auskühlen gelegt werden. Nach dem vollständigen Auskühlen sind die Cracker fertig.

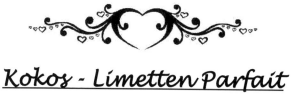

Kokos - Limetten Parfait

Zutaten für ca. 8 Portionen:
1 1/2 Becher fettarme Sahne
3 Eigelb
Stevia nach Bedarf
2 abgeriebene Limetten
150 g Kokosraspeln
Limettensaft von 2 Limetten

Zubereitung:
Als Erstes wird von 2 Limetten die Schale mit einem Küchenhobel
abgerieben. Danach werden die Eier getrennt und die
Limettenschalen mit den Eigelben in einer Schüssel gegeben und mit
dem Schneebesen schaumig geschlagen. Nun werden die anderen
beiden Limetten ausgepresst und der Saft wird zu dem Eigelb
gegeben. Die Sahne wird mit einem Handrührgerät steif geschlagen
und die Kokosraspeln werden vorsichtig untergehoben. Anschließend
werden die Eigelbe vorsichtig unter die Sahne gehoben. Nun wird die
Masse in eine mit Frischhaltefolie ausgelegten Parfait-Form gegeben
und mit einem Löffel glattgestrichen. Die Parfait-Form wird
anschießend mit einer doppelten Lage Frischhaltefolie umwickelt
und für mindestens 4 Stunden in einen Gefrierschrank gelegt. Nach
Ablauf der 4 Stunden kann das fertige Parfait mit einem Messer,
welches vorher in heißes Wasser getaucht wurde, geschnitten
werden.

Schoko- Cranberry - Cookies

Zutaten:
25 g Xylith
50 g Zartbitterschokoladentropfen
1/2 TL Backpulver
30 g getrocknete Cranberries
3 TL Flohsamenschalen
80 g gemahlene Mandeln
10 Tropfen Vanillearoma
15 g Butter
1 Ei

Zubereitung:
Den Backofen auf 175 °C Umluft vorheizen. Anschließend werden die Cranberries klein gehackt und zur Seite gestellt. Das Ei wird mit der Butter, dem Xylit und dem Vanillearoma schaumig geschlagen. Nun werden die Mandeln, das Backpulver und die Flohsamenschalen dazugegeben und nochmals gut verrührt. Zum Schluss werden die Schokoladentropfen und die gehackten Cranberries untergehoben. Der Teig wird nun auf ein mit Backpapier belegtes Backblech in kleinen gedrückten Häufchen für ca. 15 Minuten im Backofen gebacken.

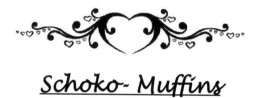

Schoko- Muffins

Zutaten für 10 Muffins:
5 EL Magerquark
150 g blanchierte Mandeln
3 Eier
Xucker nach Geschmack
2 EL entölter Kakao
2 EL geschmolzene Butter
1 kleine Flasche Rumaroma
3 EL Schokoraspeln

Zubereitung:
Der Backofen wird auf 150 °C vorgeheizt. Anschließend werden die blanchierten Mandeln, der Kakao, das Backpulver und der Xucker in eine Schüssel gegeben und miteinander vermischt. Nun werden die Eier, der Magerquark, die Butter und das Rumaroma in die Schüssel gegeben und mit einem Handrührgerät für ca. 3 Minuten verrührt, bis ein gleichmäßiger Teig entstanden ist. Zum Schluss werden die Schokoraspeln unter den Teig gehoben. Nun kann der Teig in eine eingefettete Muffinform oder in Einwegförmchen mithilfe von 2 Esslöffeln gegeben werden und für 30 Minuten im Backofen auf der mittleren Schiene gebacken werden. Nach Ablauf der Backzeit kann mit einem Zahnstocher in die Muffins gestochen werden. Sollte kein Teig mehr an dem Zahnstocher kleben bleiben, sind diese fertig und können zum Abkühlen aus dem Ofen genommen werden.

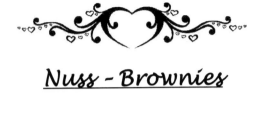

Nuss - Brownies

Zutaten für ca. 1 Backblech:

120 ml Wasser

130 g Pecan- oder Wallnüsse

190 g Mehl

90 g Butter, 3 Eier

1/4 TL Salz, 3/4 TL Backpulver

330 g Zucker oder Stevia

70 g Kakaopulver

3 TL Vanillezucker

Zubereitung:

Der Backofen wird auf 160 °C vorgeheizt und ein Backblech wird mit Backpapier ausgelegt. Die Butter wird in einem Topf oder der Mikrowelle geschmolzen und anschließend in eine Schüssel gegeben. Dort wird die geschmolzene Butter mit dem Zucker und dem Kakao verrührt. Die Eier sowie das Wasser werden nach und nach hinzugefügt und ebenfalls verrührt. Das Mehl, das Backpulver, der Vanillezucker sowie das Salz werden in einer extra Schüssel miteinander vermischt und anschließend zu der Buttermasse gegeben. Nun werden alle Zutaten in einer Schüssel mit einem Handrührgerät miteinander verrührt, bis ein Teig entstanden ist. Der fertige Teig kann auf das mit Backpapier ausgelegte Backblech gegeben werden und mithilfe eines Kochlöffels wird dieser glatt gestrichen. Zum Schluss wird der Teig im Backofen auf der mittleren Schiene für 15 - 20 Minuten gebacken. Nach Ablauf der Backzeit wird das Backblech aus dem Ofen genommen und die gebackenen Brownies werden in kleine Rechtecke geschnitten, die anschließend auf ein Küchengitter zum Auskühlen gelegt werden.

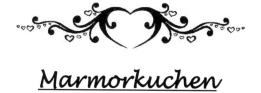

Marmorkuchen

Zutaten:

Etwas Salz

6 Eier

1/2 TL Kakaopulver

250 g Quark

1 TL Speisestärke

200 g gemahlene Mandeln

50 g Butter

100 g Xylith, 200 g Sahne

Zubereitung:

Der Backofen wird auf 165 °C Umluft vorgeheizt. Die Eier werden getrennt und das Eiweiß wird mit einer Prise Salz steif geschlagen und zur Seite gestellt. Das Eigelb wird mit dem Xylith und der Butter schaumig geschlagen. Die Mandeln, der Quark, die Speisestärke und das Backpulver werden danach hinzugefügt und nochmals miteinander verrührt. Nun wird der Eischnee vorsichtig unter den Teig gehoben. Nun wird der Teig in zwei gleichermaßen Teile getrennt. In die eine Teighälfte wird das Kakaopulver gegeben und verrührt. Der helle Teig wird anschließend in eine eingefettete Kastenform gegeben und der Teig mit dem Kakaopulver wird darüber gegeben. Mit einer Gabel werden nun beide Teigsorten in kreisenden Bewegungen miteinander vermischt, damit ein Marmormuster entsteht. Jetzt kann der Teig für ca. 40 Minuten im Backofen gebacken werden. Bei Bedarf kann der fertige Kuchen mit steif geschlagener Sahne serviert werden.

Der klassische Low Carb Muffin

Zutaten für 12 Muffins:
80 g Flohsamenschalen
150 g gemahlene Mandeln
2 Päckchen Backpulver
1 kg Magerquark
4 Eier
eine Prise Salz

Zubereitung:
Den Backofen auf 180 Grad vorheizen. Den Magerquark, die Eier sowie das Backpulver mit einem Handrührgerät in einer Schüssel verrühren. Nachdem diese gut miteinander verrührt wurden, kommen die restlichen Zutaten in die Schüssel. Alles noch einmal für ca. 3 Minuten miteinander verrühren, um einen glatten Teig zu bekommen. Anschließend wird der fertige Teig mit zwei Esslöffeln in eine gefettete Muffin-Form oder in 12 Muffin - Förmchen gleichmäßig verteilt. Die Muffins für ca. 15 - 20 Minuten auf mittlerer Schiene backen. Nach 15 Minuten kann man mit einem Zahnstocher eine Stichprobe machen. Sollte kein Teig an dem Zahnstocher kleben bleiben, sind diese fertig gebacken.

Kokoshappen

Zutaten für 20 Stück:

20 g Kokoscreme, 3 EL Honig

1,5 TL Vanilleextrakt

150 g Kokosraspeln

6 EL Kokosöl

400-600 g Zartbitterschokolade

Salz

Zubereitung:

Eine Auflaufform mit Backpapier auslegen und zur Seite stellen. Nun die verschlossene Kokoscreme in ein Wasserbad stellen, um diese zu schmelzen. Dasselbe wird mit dem Kokosöl in einer Glas- oder Metallschüssel gemacht, damit es sehr weich wird. Wenn diese beiden Zutaten weich geworden sind, wird die Kokoscreme im das Kokosöl geschüttet und gut verrührt. Anschließend wird der Honig, eine Prise Salz und das Vanilleextrakt untergehoben. Nun werden noch die Kokosraspeln untergehoben. Sollte die Füllung zu hart sein, kann man hier noch 2-4 EL Wasser hinzugeben. Die Masse wird in der Auflaufform glattgestrichen und für mindestens 1 Stunde in Kühlschrank gestellt, damit diese hart wird. Wenn die Masse hart ist, kann die Schokolade geschmolzen werden. In der Zwischenzeit die Masse aus der Auflaufform über ein Schneidebrett stürzen und alles in gleich große Stücke schneiden. Die Stücke werden nun in die Schokolade getaucht und auf einem mit Backpapier ausgelegten Backblech gelegt, damit die Schokolade hart werden kann. Daher kann man das Backblech in den Kühlschrank oder einen anderen kühlen Ort stellen.

Sobald die Schokolade fest geworden ist, können die Häppchen in eine Schüssel gegeben werden und sind zum Verzehr fertig.

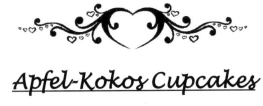

Apfel-Kokos Cupcakes

Zutaten für 12 Cupcakes:
50 g Leinsamenmehl, 400 g Äpfel, 50 ml Öl
1 EL Zitronensaft, 3 TL braunen Zucker, 3 TL Agavendicksaft
1/2 Päckchen Backpulver, 100 ml Sojamilch, 100 g Kokosflocken

Zutaten für das Frosting:
3 EL Zitronensaft, 1 Päckchen Kokosschlagsahne
100 g Kokosflocken, 3 EL Agavendicksaft

Zubereitung:
Der Backofen wird auf 180 Grad vorgeheizt. Die Äpfel in kleine
mundgerechte Stücke schneiden, in eine Schüssel geben und die
Sojamilch, den Agavendicksaft sowie das Öl und der Zitronensaft
dazugeben. Alles nun mit einem Kochlöffel verrühren. In einer extra
Schüssel werden jetzt die Kokosflocken, das Backpulver, der Zucker
und das Mehl miteinander vermischt. Danach werden diese Zutaten
zu den Äpfeln gegeben und alles wird so lange verrührt, bis ein
glatter Teig entsteht. Der Teig kann jetzt abgeschmeckt werden,
damit eventuell noch etwas Süßstoff oder Zitronensaft dazugegeben
werden kann. Der Teig wird in eine eingefettete Muffin-Form oder in
Papierförmchen verteilt und im Backofen auf mittlerer Schiene für
ca. 30 Minuten gebacken. Nach 30 Minuten mit einem Zahnstocher
eine Stechprobe machen, wenn kein Teig mehr an dem Zahnstocher
kleben bleibt, zum Auskühlen beiseitestellen. Für das Frosting wird
die Kokossahne steif geschlagen, die Kokosflocken, der
Agavendicksaft sowie der Zitronensaft vorsichtig unterheben. Für 30
Minuten in den Kühlschrank stellen. Da die Muffins in der
Zwischenzeit ausgekühlt sind, kann das Frosting mithilfe eines
Messers auf den Muffins verteilt werden.

Schoko Knusper Happen

Zutaten:
2 EL Eiweißpulver (Schokoladengeschmack)
200 g Zartbitterschokolade

Nach Belieben:
3 EL Salatkörner
3 EL gehobelte Mandeln
5 EL Kokoschips

Zubereitung:
Zuerst wird ein Backblech mit Backpapier ausgelegt und zur Seite gestellt. Dann wird die Schokolade in einem Wasserbad geschmolzen. Sobald die Schokolade geschmolzen ist, wird das Eiweißpulver hinzugeschüttet und ungerührt. Nun können beliebige weitere Zutaten, wie Mandeln oder Chips hinzugefügt werden, bis eine schöne Masse entsteht. Nun können mit einem Tee- oder Esslöffel kleine Mengen aus der Schüssel entnommen und auf das Backblech gelegt werden. Wenn die ganze Masse aufgebraucht ist, wird das Backblech in den Kühlschrank oder an einen anderen kühlen Ort gestellt, damit die Masse fest werden kann. Sobald sie fest geworden ist, sind die Happen fertig für den Verzehr.

Power Bälle

Zutaten für 30 Stück:
15 g gepuffter Quinoa
50 g Walnusskerne
15 g Mandel- oder Kürbiskernmehl
100 g getrocknete Datteln
1 EL stark entöltes Kakaopulver
100 g gegarte Maronen
2 EL Tahin

Zubereitung:
Die Walnusskerne, Datteln und Marinen grob zerkleinern. Nun werden die Walnusskerne, Datteln, Maronen, das Mehl, der Kakaopulver sowie die Sesampaste in einem Mixer püriert. Der gepuffte Quinoa wird auf einem Teller verteilt. Aus der Masse im Mixer, wird mithilfe von zwei Teelöffeln eine kleine Menge entnommen und zu einer kleinen Kugel geformt. Anschließend werden die Kugeln in dem Quinoa gewälzt und im Kühlschrank aufbewahrt werden.

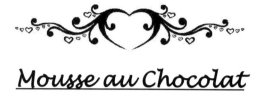

Mousse au Chocolat

Zutaten für 2 Portionen:
2 gehäufte ungesüßte EL Kakaopulver
6 Eiweiß
Süßstoff flüssig

Zubereitung:
Das Eiweiß in einer hohen Schüssel steif schlagen. Nun wird nach und nach das Kakaopulver hinzugegeben und mit dem Eiweiß verrührt. Die Creme anschließend mit dem Süßstoff abschmecken und die Masse in eine Glasschale geben. Diese mit einer Klarsichtfolie abdecken und für eine Stunde in den Kühlschrank stellen. Nach einer Stunde ist die Mousse au Chocolat fertig und kann serviert werden.

Walnuss - Mandel Brownies

Zutaten für 8-10 kleine Brownies:
1 EL Süßstoff (flüssig), 1 Prise Salz
2 TL Backpulver, 30 g Walnüsse (grob gehackt)
2 Eigelb, 45 g Butter
1 Vanilleschote, 100 g gemahlene Mandeln
3 Eiweiß, 30 g Zartbitterschokolade
30 g Sojamehl, 20 g entölter Kakao
175 ml 1,5% Milch

Zubereitung:
Den Backofen auf 175 Grad vorheizen. In der Zwischenzeit, die
Walnüsse in einer Pfanne anrösten. Danach kann die Pfanne vom
Herd genommen werden und die Walnüsse abkühlen. Die
Zartbitterschokolade zusammen mit der Butter in einem kleinen Topf
schmelzen lassen. Beides gut miteinander verrühren und kurz zur
Seite stellen, wenn beides komplett geschmolzen ist.
Während die Schokolade kurz abkühlt, werden die gemahlenen
Mandeln, das Sojamehl, der Kakao, das Mark der Vanilleschote, der
Süßstoff, 2 Eigelb, die Milch und das Backpulver in eine Schüssel
gegeben und mit einem Handrührgerät gut verrührt. Danach wird die
Schokoladen-Buttermischung dazugegeben und nochmals alles
verrührt, bis eine cremige Masse entsteht. Anschließend wird das
Eiweiß mit einer Prise Salz steif geschlagen und vorsichtig, zusammen
mit den Walnüssen unter die Teigmasse gehoben. Nun wird der
fertige Teig in eine mit Backpapier ausgelegte Auflaufform oder
Brownieform geschüttet und für ca 20-25 Minuten im Backofen
gebacken. Die Stichprobe mit einem Zahnstocher zeigt, ob die
Brownies fertig sind. Sobald kein Teig mehr am Zahnstocher kleben
bleibt, können die Brownies aus dem Ofen genommen werden.

Exotischer Obstsalat mit Bio-Kokosraspeln

Zutaten für 3-4 Portionen:
7 EL Bio-Kokosraspeln
Saft aus 1/2 Zitrone
1 Papaya
2 Kiwis
1/2 mittelgroße Wassermelone
1/2 Ananas

Zubereitung:
Als Erstes wird die Ananas und die Wassermelone geschält und in mundgerechte Stücke geschnitten. Die Papaya und die Kiwis werden gewaschen und ebenfalls geschält, zusätzlich wird die Papaya entkernt. Nun werden die Kiwi und die Papaya in dünne Scheiben geschnitten. Die Zitrone wird gepresst und der Saft wird aufgefangen. Anschließend wird das gesamte Obst miteinander vermischt und mit dem Zitronensaft übergossen. Das Obst muss nun für ca. 10 Minuten ziehen. Wenn der Salat kalt genossen werden soll, stellt man diesen für ca. 10-15 Minuten in den Kühlschrank. Danach kann man die Kokosraspeln über den Salat streuen und vorsichtig drunter heben.

Griechischer Joghurt mit Himbeeren

Zutaten für 2 - 3 Portionen:

1 - 2 Limetten

6 kleine Baiser Tuffs

500 g griechischer Joghurt

1 Pck. Vanillezucker

300 g Himbeeren

Zubereitung:

Den griechischen Joghurt in eine Schüssel gegeben und mit dem Vanillezucker verrühren. Anschließend werden die Limetten ausgepresst und ca. 3/4 des Saftes wird zu dem Joghurt gegeben. Nach nochmaligem umrühren wird der Joghurt für ca. 30 Minuten kaltgestellt. In der Zwischenzeit kann die Hälfte der Himbeeren püriert werden. Danach wird die andere Hälfte der Himbeeren unter den Himbeerpüree gehoben.

Jetzt kann der Joghurt aus dem Kühlschrank geholt und schichtweise mit den Himbeeren in 3 Gläser verteilt werden, sodass die oberste Schicht aus Himbeeren besteht. Nun werden die Gläser erneut kaltgestellt. Vor dem Servieren werden 3 Baiser Tuffs über den Himbeeren zerbröselt und die übrigen Baiser Tuffs werden zum Garnieren auf die Gläser verteilt.

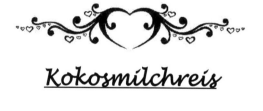

Kokosmilchreis

Zutaten:
2 Kekse nach Belieben
400 ml Kokosmilch, 1/2 Vanilleschote
1 reife Banane, 1 EL Ahornsirup
2 EL Mandelbutter

Zubereitung:
Die Kokosmilch in eine Schüssel geben und zusammen mit der Banane, der Mandelbutter und dem Ahornsirup verquirlen. Das Mark aus der Vanilleschote kratzen und ebenfalls in die Milch geben. Nun wird die Masse für 25 - 30 Minuten in einer Eismaschine zu Eis verarbeitet. In der Zwischenzeit werden die Kekse zerkrümelt. Die eine Hälfte der Kekse wird mit in die Eismaschine gegeben und diese nochmals für 15 - 20 Minuten laufen lassen. Nach den 20 Minuten können Kugeln mit einer Eiszange aus der Masse gelöst werden. Vor dem Servieren werden diese mit den restlichen Kekskrümeln bestreut.

Sahne - Himbeer Genuss

Zutaten für ca. 3 Portionen:

Flüssigsüßstoff

Ca. 200 ml Sahne

1 1/2 TL Vanilleextrakt

2 1/2 Tassen Himbeeren

Zubereitung:

Zuerst wird die Sahne steif geschlagen. Danach wird das Vanilleextrakt und bei Bedarf Süßstoff hinzugefügt. Die Himbeeren werden gewaschen, trocken getupft und danach werden 2 Tassen der Himbeeren mit einem Stabmixer püriert. Die übrig gebliebenen Himbeeren werden zur Seite gestellt. Das Himbeerpüree wird langsam unter die steif geschlagene Sahne gehoben und mit einem Löffel glattgestrichen. Zum Schluss wird die Masse mit den restlichen Himbeeren dekoriert.

Vanille - Himbeer - Traum

Zutaten für ca. 4 Portionen:
1 Pck. Vanillepuddingpulver
2 Pck. Vanillezucker
75 g gehackte Pistazien
2 Pck. roter Tortenguss
Stevia nach Bedarf
500 ml Milch (1,5% Fett)
500 g frische Himbeeren
300 g Joghurt (1,5% Fett)

Zubereitung:
Den Vanillepudding mit der Milch und 2 EL des Stevias nach
Packungsanweisung kochen. Die gehackten Pistazien werden unter
den noch heißen Pudding gerührt. Anschließend wird der fertige
Pudding auf 4 Gläser verteilt und zum Auskühlen beiseitegestellt.
Nun werden die Himbeeren gewaschen und gleichmäßig auf den
Pudding verteilt. Nun kann der Tortenguss mit dem restlichen Stevia
nach Packungsanweisung zubereitet werden. Dieser wird
anschließend auf die Himbeeren verteilt. Zum Schluss wird der
Joghurt mit Wasser cremig gerührt und mit dem Vanillezucker und
noch übrigen Zucker vermischt. Dies wird über die Himbeeren und
den Tortenguss gegeben und für ca. 3 Stunden in den Kühlschrank
gestellt.

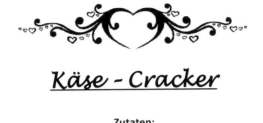

Käse - Cracker

Zutaten:
Gewürze nach Geschmack
200 g Gouda

Zubereitung:
Den Backofen auf 180 °C vorheizen. Anschließend den Gouda reiben
und in eine Schüssel geben. Der geriebene Gouda wird nun mit den
ausgewählten Gewürzen abgeschmeckt. Zum Schluss werden kleine,
flache Häufchen des Goudas auf ein mit Backpapier ausgelegtes
Backblech gegeben und für 10 - 15 Minuten im vorgeheizten
Backofen gebacken.

Vanillemousse

Zutaten für ca. 8 Portionen:

4 Eigelb

200 ml Milch (1,5% Fett)

300 ml fettarme Sahne

1 Vanilleschote

100 g Xucker

4 - 6 Blätter Gelatine

Zubereitung:

Die Gelatine nach Packungsanweisung einweichen lassen. Danach das Mark aus der Vanilleschote kratzen und diese (Mark und Schote) zusammen mit der Milch und dem Xucker in einem Topf leicht köcheln lassen. Die Masse sollte dann für ca. 10 Minuten ziehen, damit der Vanillegeschmack gut herauskommt. Nach den 10 Minuten wird der Topf vom Herd genommen und die Vanilleschote entfernt. Die Eigelbe werden in einem Wasserbad mithilfe eines Schneebesens schaumig geschlagen und die Vanillemilch wird hinzugefügt und gut miteinander vermischt. Die Gelatine wird vorsichtig unter die Masse gehoben. Sobald die Gelatine mit der Masse vermischt wurde, kann diese zum Auskühlen zur Seite gestellt werden. In der Zwischenzeit wird die Sahne steif geschlagen und mit der gelierten Creme vermischt. Zum Schluss wird die Creme in Dessertgläser verteilt oder in eine Glasschüssel gegeben und für ca. 3 Stunden in den Kühlschrank gestellt.

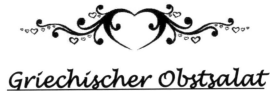

Griechischer Obstsalat

Zutaten für ca. 4 Portionen:
1 kleine Dose ungezuckerte Ananas in Stücken
400 g griechischer Joghurt
1 Blutorange
3 EL Honig
2 Orangen
4 EL Mandelblättchen
3 Kiwis

Zubereitung:
Die Ananasstücke werden mit dem Saft in vier Dessertschalen
verteilt. Nun werden die Kiwis geschält und in Scheiben geschnitten.
Die Orangen werden geschält, die weiße Haut entfernt und die Ecken
in kleine Stücke geschnitten. Der dabei austretende Saft wird
aufgefangen und die Orangenstücke werden mit der Kiwi in einer
Schale vermischt. Der Orangensaft wird mit einem Esslöffel Honig
vermischt, über die Stücke verteilt und verrührt. Die Orangen - Kiwi -
Mischung wird nun auf die Ananasstücke verteilt. Der Joghurt wird
mit dem restlichen Honig vermischt und kurz zum Ziehen
beiseitegestellt. Währenddessen werden die Mandelblättchen in
einer Pfanne ohne Fett leicht angeröstet. Die Joghurt - Honig -
Mischung kann nun über das Obst verteilt werden. Dies wird dann
mit den gerösteten Mandelblättchen garniert.

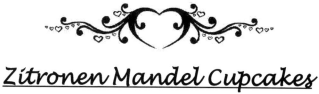

Zitronen Mandel Cupcakes

Zutaten für 12 Muffins:

Für den Teig:

Etwas Wasser, 2 Zitronen, 250 g Mandeln, 6 Eier
Stevia nach Bedarf, 1 TL Natron

Für das Frosting:

Süßstoff, der Abrieb einer Zitrone, 80 g Frischkäse
2 EL Zitronensaft, 3 EL Butter (weich)

Zubereitung:

Der Backofen wird auf 150 °C vorgeheizt. Anschließend werden die
Mandeln in einem Mixer in kleine Stücke gemixt. Die Zitrone wird
gewaschen und in kleine Stücke geschnitten. Diese wird nun in einem
Topf mit Wasser mithilfe eines Pürierstabs grob gemixt. Die pürierte
Zitrone kann jetzt kurz auf dem Herd köcheln, bis das Wasser fast
verdampft ist. Nachdem die Zitrone fertig geköchelt ist, wird diese zu
den Mandeln in den Mixer gegeben und nochmals miteinander
gemixt bis eine homogene Masse entsteht. Kurz Abkühlen. Nun
werden die Eier hinzugegeben und mit einem Handrührgerät für 3
Minuten verrührt. Nach den Eiern wird das Natron untergerührt und
der Teig in die eingefetteten Muffinformen, mithilfe von zwei
Esslöffeln, verteilt. Auf der mittleren Schiene für ca. 30 Minuten
gebacken. Mit einem Zahnstocher prüfen, ob diese fertig sind. Sobald
kein Teig an dem Zahnstocher kleben bleibt, auskühlen lassen. Für
das Frosting werden alle Zutaten in einer Schüssel mit einem
Handrührgerät für ca. 2 Minuten zu einem glatten Teig verrührt. Die
Masse wird nun für ca. 30 Minuten in den Kühlschrank gestellt. Nach
Ablauf der 30 Minuten sind die Muffins ausgekühlt und können mit
dem Frosting verziert werden.

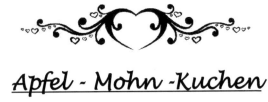

Apfel - Mohn -Kuchen

Zutaten:

6 Eiklar, 180 g weiche Butter, 250 g gemahlener Mohn
80 g Süße nach Wahl, Schale einer Zitrone
6 Eidotter, 2 cl 38% Rum
Zimt, Eine Prise Ursalz

Zubereitung:

Aus den 6 Eiklar mit dem Salz einen Eischnee schlagen. Danach alle restlichen Zutaten in eine Schüssel geben und zu einem glatten Teig rühren. Vorsichtig den Eischnee unterheben. Der fertige Teig kann jetzt in eine vorbereitete und eingefettete Kuchen- oder Tortenform gegeben werden. Der Teig wird zum Schluss bei 180 °C Umluft für ca. 60 Minuten gebacken. Nach ca. 50 Minuten sollte man mithilfe eines Zahnstochers in den Kuchen stechen, wenn kein Teig mehr kleben bleibt, ist der Kuchen fertig und kann zum Auskühlen aus dem Ofen genommen werden.

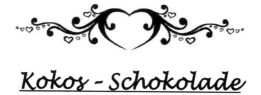

Kokos - Schokolade

Zutaten für 300 g Kokos - Schokolade:
5 TL Erythrit oder Menge nach Geschmack
150 g ungesüßte Blockschokolade (85% Kakaoanteil)
75 g Kokosraspeln, 25 g Butter
30 g ungesüßtes Kokosmus

Zubereitung:
Die Blockschokolade in einem Wasserbad auflösen lassen und
anschließend in eine Schüssel geben. In die noch warme Schokolade
werden nun die Butter und das Kokosmus gegeben, damit sich diese
darin auflösen können. Zum Schluss wird das Erythrit und die
Kokosraspeln untergerührt und alles auf ein mit Backpapier
ausgelegtes Backblech gleichmäßig verteilt. Die Masse sollte ca. 0,5 -
1 cm dick sein. Nun muss die Masse etwas abkühlen, um etwas zu
härten, danach kann diese zum kompletten Durchhärten in den
Kühlschrank gestellt werden.

Zitronenmousse

Zutaten für ca. 4 Portionen:
Minzblätter zum Garnieren
50 g Magerquark
Eine Prise Salz
Süßstoff (Stevia oder Xucker) nach Bedarf
400 ml fettarme Schlagsahne
5 Blätter weise Gelatine
3 Eiweiß
1 Zitrone

Zubereitung:
Als erstes wird die Gelatine nach Packungsanweisung eingeweicht.
Jetzt wird die Zitrone gewaschen und die Schale abgerieben. Danach
wird die Zitrone gepresst und der Saft mit dem Zitronenabrieb, dem
Quark und dem Zucker in einer Schale vermischt, bis der Quark
cremig wird. Die eingeweichte Gelatine wird nun mit ca. 5 EL Wasser
in einem Topf erhitzt.
Nun werden in die erhitze Gelatine 2 Esslöffel des Quarks gegeben
und der Topf wird vom Herd genommen. Die Gelatine wird
anschließend zügig unter den restlichen Quark gehoben und zur Seite
gestellt. Die Eiweiße werden mit einer Prise Salz steif geschlagen und
ebenfalls unter die Quarkmasse gehoben, bis eine Creme entsteht.
Diese Masse wird nun für ca. 2 Stunden in den Kühlschrank gestellt.
Nach Ablauf der 2 Stunden wird die Sahne steif geschlagen und
ebenfalls unter die Quarkmasse gerührt. Die fertige Creme kann jetzt
auf vier Dessertgläser verteilt werden und nochmals über Nacht im
Kühlschrank auskühlen. Zum Servieren werden die Schälchen mit den
Minzblättern dekoriert.

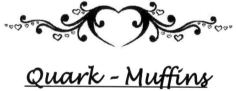

Quark - Muffins

Zutaten für 12 Muffins:
2 1/2 TL Xylit
250 g Quark
1 Pck. Backpulver
50 g Eiweißpulver
50 g gemahlene Mandeln
2 Eier

Zubereitung:
Den Backofen auf 150 °C vorheizen. Danach den Quark mit den Eiern verrühren, bis eine cremige Konsistenz entsteht. In einer weiteren Schüssel die gemahlenen Mandeln mit dem Backpulver, dem Eiweißpulver und dem Xylit vermischen. Die Quarkmasse wird nun unter die Mandeln gehoben, bis ein glatter Teig entstanden ist. Der fertige Teig wird nun in die Muffinförmchen gegeben und für 45 Minuten im Ofen gebacken.

Obstsalat mit Vanillesauce

Zutaten für ca. 2 Portionen:

ca. 500 g Früchte nach Wahl

200 ml fettarme Milch

75 g Vanillepulver

Zubereitung:

Das Obst waschen und in mundgerechte Stücke schneiden und auf einem großen Teller anrichten. Das Vanillepulver nun mit der Milch mischen und gut verrühren, damit keine Klumpen entstehen. Hierfür eignet sich ein Schneebesen sehr gut. Je mehr Pulver mit der Milch vermischt wird, desto dicker wird die Sauce. Sobald die Vanillesauce die gewünschte Konsistenz erreicht hat, wird diese langsam über das Obst gegossen.

Mousse au Chocolat mit Sojamilch

Zutaten für ca. 3 Portionen:
500 ml Sojamilch
10 g Gelatine
20 g Kakaopulver
5 Süßstofftabletten

Zubereitung:
Alle Zutaten zusammen in eine Schüssel geben und warten, bis die Gelatine weich geworden ist. Die Masse wird dann in einem Wasserbad erhitzt. Unter ständigem Rühren wird die Masse zu einer Creme. Die fertige Creme wird nun in eine Glasschüssel gegossen und nochmals verrührt, damit sich die Gelatine überall verteilen kann. Anschließend wird die Glasschüssel mit der Creme für mindestens 5 Stunden in den Kuhlschrank gestellt.

Quinoariegel mit Cranberry

Zutaten für 10 Riegel oder 20 kleine Würfel:

1/2 TL Meersalz

100 g Kokosraspeln

1 EL Vanilleextrakt

250 g Quinoa

1 EL Zimtpulver

100 g Kokosmehl

60 g Kokosöl

40 g Sesamsaat

2 EL Ahornsirup, 2 EL Chiasamen

2 Reife Bananen, 50 g Cranberry

Zubereitung:

Der Backofen wird auf 180 Grad Umluft vorgeheizt. Die Bananen
schälen und mit der Gabel zu einem glatten Brei rühren. Nun werden
alle weiteren Zutaten zu dem Bananenbrei gegeben und mit 100 ml
Wasser verrührt, sodass ein gleichmäßiger Teig entsteht. Eine 20 cm
x 25 cm große Backform mit Backpapier auslegen oder alternativ mit
Kokosöl einfetten und den Teig in die Backform geben.
Bei Bedarf kann der Teig noch mit Sesam bestreut werden. Der Teig
wird nun im Backofen für 50 Minuten gebacken. Sobald die
Oberfläche leicht gebräunt ist, kann die Backform aus dem Ofen
genommen werden und auskühlen. Nachdem die Backform kalt
geworden ist, dieses auf ein Brett stürzen und gleichmäßige Riegel
oder Würfel aus dem Teig schneiden. Die Riegel lassen sich auch
einfrieren.

Körnige Joghurtcreme mit Zitrusfrüchten

Zutaten für ca. 2 Portionen:
1 TL Honig
1 Kiwi
150 g körniger Frischkäse
150 g Magerquark
1 EL Walnusskerne
2 Mandarinen
100 g fettarmer Joghurt
1 kleine Grapefruit
1 Blutorange

Zubereitung:
Zuerst werden die Walnüsse klein gehackt und zur Seite gestellt. Die Mandarinen werden halbiert und ausgepresst. Die Kiwi muss geschält und anschließend in Scheiben geschnitten werden. Nun wird die Grapefruit sowie die Blutorange geschält und das Fruchtfleisch herausgeschnitten. Der austretende Saft muss dabei aufgefangen werden. Das Fruchtfleisch der beiden Früchte wird in Stücke geschnitten. Jetzt werden die Kiwi, die Blutorange und die Grapefruit zusammen mit dem Mandarinensaft vermischt. In einer zweiten Schüssel wird der Frischkäse mit dem Joghurt verrührt und der Magerquark wird daruntergehoben. Zum Servieren wird die Creme in zwei Gläser verteilt und die Früchte darüber verteilt. Die Walnusskerne werden anschließend zum Garnieren über die Früchte gegeben.

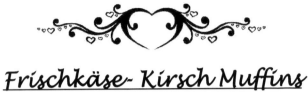

Frischkäse- Kirsch Muffins

Zutaten für 12 Muffins:
100 g neutraler Frischkäse (0,2% Fett)
24 Kirschen
1 TL Honig, 4 Eier
90 g Eiweißpulver (Geschmackssorte ist frei wählbar)

Zubereitung:
Der Backofen wird auf 150 Grad Ober-Unterhitze vorgeheizt. Nun
werden die Eier getrennt und das Eiweiß sehr steif geschlagen. Das
Eigelb wird zusammen mit dem Eiweißpulver und dem Frischkäse
durch ein Handrührgerät verrührt. Der Eischnee wird vorsichtig
daruntergehoben. Anschließend wird der Honig in die Masse
gegeben und vorsichtig verrührt. Der fertige Teig wird jetzt mithilfe
von zwei Esslöffeln in eine eingefettet Muffinform oder in
Papierförmchen gefüllt. Zum Schluss werden pro Muffin zwei Kirschen
bis zur Hälfte in den Teig gedrückt. Nun können die Muffins für ca.
25-30 Minuten auf mittlerer Schiene im Backofen gebacken werden.
Nach 25 Minuten Backzeit sollt man eine Stechprobe mit einem
Zahnstocher oder einem Messer machen. Sobald kein Teig mehr
kleben bleibt, sind die Muffins fertig und können aus dem Ofen
genommen werden. Natürlich kann man anstatt Kirchen auch
anderes Obst verwenden.

Apfelkuchen

Zutaten für eine Springform:
1 EL Mandelblätter
75 g Kokosöl
25g teilentöltes Mandelmehl
1 TL Backpulver, 65 g Xylit
3 Eier, 2 große Äpfel
75 g gemahlene Mandeln
2 EL Milch, 1 EL Vanille- Puddingpulver
1 EL getrocknete Cranberrys
1 Vanilleschote

Zubereitung:
Den Backofen auf 175 Grad Umluft vorheizen und die Springform mit Backpapier auslegen. Aus der Vanilleschote das Mark herauskratzen und zusammen mit dem Kokosöl, dem Xylit, den Eiern und der Milch schaumig rühren. Das Mandelmehl mit den gemahlenen Mandeln, dem Backpulver und dem Puddingpulver mischen und nach und nach in die Eimasse einrühren, bis ein cremiger Teig entsteht. Der Teig kann nun in die Springform geschüttet und beiseitegestellt werden. Jetzt werden die Äpfel gewaschen und von dem Kerngehäuse getrennt. Danach werden diese in dünne Scheiben geschnitten und dicht aneinander, kreisförmig auf dem Teig in der Springform verteilt. Zuletzt werden die Mandelblätter über die Äpfel verteilt und der Kuchen kann für 40 Minuten im Backofen backen. Nach 30 Minuten den Kuchen mit einem Backpapier abdecken, damit dieser nicht zu dunkel wird. Nach der kompletten Backzeit kann der Kuchen aus dem Ofen genommen werden und komplett abkühlen.

Beeren - Parfait

Zutaten für ca. 4 Portionen:

Für die Grütze:

Puderzucker, 400 g Beerenmischung, 1 EL Speisestärke
Stevia nach Gusto, 150 ml roter Johannisbeersaft

Für das Parfait:

5 Eigelb, 80 g Zucker, 150 ml 1,5% Milch
1 Vanilleschote, 350 ml fettarme Schlagsahne

Zubereitung:

Die Speisestärke mit 2 EL Johannisbeersaft in einer Tasse verrühren.
Den restlichen Saft mit den Beeren in einen Topf geben und mit
Zucker verrühren. Den Topf erhitzen, sobald die Masse kocht, die
Tasse mit der Speisestärke und dem Johannisbeersaft hinzugeben.
Alles kurz aufkochen lassen, den Topf vom Herd nehmen und den
Inhalt in eine Schüssel zum Abkühlen schütten. Das Mark aus der
Vanilleschote kratzen und zur Seite stellen. In einem weiteren Topf
die Milch erhitzen und die Vanilleschote als auch das Mark in die
Milch geben. Dies kurz aufkochen lassen und vom Herd stellen. In
einem dritten Topf Wasser erhitzen, um die 5 Eigelbe und den Zucker
mit einem Schneebesen in einem Wasserbad schaumig zu rühren.
Langsam die noch warme Milch (ohne Vanilleschote) einrühren, vom
Herd nehmen und nochmals schaumig rühren und erkalten lassen.
Die abgekühlte Grütze wird zur Hälfte durch ein Sieb passiert. Jetzt
wird die Sahne steif geschlagen und mit der Grütze vermischt. Nun
werden die Ei-Milchmasse, die Sahne und die restliche Grütze
zusammen gemischt. Die gesamte Masse wird nun in eine
Parfaitform gegeben. Mit Klarsichtfolie bedecken und über Nacht in
ein Tiefkühlfach stellen.

Dinkel Mandel Schokokekse

Zutaten für 50 Kekse:
1 TL Chiasamen
60 g entöltes Mandelmehl
30 g Butter, 1 TL Dinkelkleie
40 g Dinkelvollkornmehl
120 g Xylit, 1/2 TL Zimt
1 TL Backpulver, 2 große Eier
100 g Zartbitterschokolade (75% Kakaoanteil)

Zubereitung:
Den Backofen auf 160 Grad Umluft vorheizen. Die weiche Butter mit dem Xylit schaumig schlagen und die Eier dazugeben. Danach noch einmal alles verrühren. Die verschiedenen Mehle mit dem Backpulver, den Chiasamen, der Dinkelkleie, dem Zimt und dem Kakao mischen und unter die Butter-Xylit-Ei Mischung heben. Sollte der Teig zu trocken werden, kann etwas warmes Wasser dazugegeben werden. Die Schokolade wird fein gehackt und unter den Teig gehoben. Ein Backblech mit Backpapier auslegen und den Teig mit Hilfe von zwei Teelöffeln in kleinen Portionen auf dem Backblech verteilen. Zwischen den Portionen sollte ein Abstand sein, da die Kekse noch aufgehen. Die Kekse für 10-15 Minuten backen lassen. Nach der Backzeit müssen die Kekse komplett auskühlen.

Beereneis

Zutaten für 4 Portionen:
2-3 Stängel Minze
700 g Beeren
250 ml Pflanzenmilch
2 TL Bourbon-Vanille

Zubereitung:
Mindestens 5 Stunden, bevor die Eiscreme zubereitet wird, sollten die Beeren gewaschen und trocken getupft werden. 50 g der Beeren werden kühl gestellt, die restlichen Beeren werden geviertelt und eingefroren. Nachdem die Beeren mindestens 5 Stunden eingefroren waren, diese wieder aus dem Gefrierschrank nehmen und 5 Minuten antauen lassen. In der Zwischenzeit das Mark aus der Vanilleschote kratzen, dieses zusammen mit den angetauten Beeren und der Pflanzenmilch in einen Mixer geben. Alles zu einer eisähnlichen Masse mixen, zwischendurch muss die Masse mit einem Löffel nach unten gedrückt werden. Danach die Masse in eine Schüssel füllen und in den Gefrierschrank stellen. Die Minzblätter werden kurz vor dem Servieren gewaschen und abgetrocknet. Diese können als Garnitur mit den gekühlten Beeren auf dem Eis angerichtet werden.

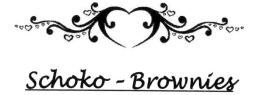

Schoko - Brownies

Zutaten für ca. 12 Portionen:
2 Eier getrennt
55 g Butter
1 Röhrchen Vanillearoma
40 g Kakaopulver
150 g Süßstoff
1 TL Stevia gestrichen
1/2 TL Backpulver
30 g Zartbitterkuvertüre
70 g Mandelmehl

Zubereitung:
Den Backofen auf 170 Grad vorheizen. Als Erstes werden die Eier getrennt und das Eiweiß steif geschlagen. Die Schokolade wird zusammen mit der Butter in einem Wasserbad geschmolzen. Die geschmolzene Schokolade mit der Butter verrühren und vom Herd stellen. Dann wird in die Schoko-Buttermasse der Kakao unter Rühren hinzugefügt. Nun werden alle anderen Zutaten außer dem Eischnee ebenfalls in die Schüssel gegeben und verrührt. Als letzte Zutat wird der Eischnee vorsichtig unter die Masse gehoben. Der fertige Teig kann jetzt in eine Brownieform geschüttet werden. Falls Sie keine Brownieform zur Hand haben, kann der Teig auch in eine 20 cm x 20 cm große Auflaufform geschüttet werden. Zum Schluss wird der Teig noch glattgestrichen und für ca. 20 Minuten auf mittlerer Schiene gebacken. Nach Ablauf der Backzeit eine Stechprobe mit einem Zahnstocher machen. Wenn kein Teig mehr kleben bleibt, sind die Brownies fertig.

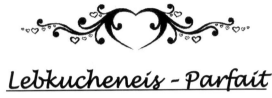

Lebkucheneis - Parfait

Zutaten für eine Kastenform:
3 Eier
3 EL Xucker
Schale von 1 unbehandelter Orange
1 EL Rum
Schale von 1 unbehandelter Zitrone
400 ml Soja Sahne
ca. eine Handvoll gehackte Mandeln
Lebkuchengewürz
4 Low Carb Lebkuchen
3 EL zuckerfreie Bitterschokolade

Zubereitung:
Die Eier trennen und das Eiweiß mit 2 Xucker steif schlagen. Das
Eigelb wird mit 1 EL Xucker vermischt und mit einem Schneebesen
oder einem Handrührgerät schaumig geschlagen. Die Sahne wird
steif geschlagen und mit der Eigelb-Zuckermasse verrührt, bis sich
alles gut miteinander vermischt hat. Dies wird nun Eischnee
untergehoben und die gesamte Masse wird in eine Parfaitform
geschüttet (sollten Sie keine Parfaitform haben, können Sie auch eine
mit Klarsichtfolie ausgelegte Kuchenform verwenden). Die Masse
wird mit einem Löffel glattgestrichen und mit einer Klarsichtfolie
abgedeckt. Zum Schluss muss die Form über Nacht in den
Tiefkühlschrank. Um das Parfait am nächsten Tag gut schneiden zu
können, muss man ein glattes und scharfes Messer in heißes Wasser
tauchen.

Limetten - Joghurt Mousse mit Himbeeren

Zutaten für ca. 4 Portionen:

etwas Melisse, 250 g Himbeeren
Süßstoff nach Gusto, 6 Blätter weiße Gelatine
1 Limetten, 200 g fettarme Sahne
1 Pck. Vanillezucker, 300 g Joghurt

Zubereitung:

Die Gelatine nach Packungsanweisung einweichen lassen. In der Zwischenzeit wird die Schale der Limette mit einem Küchenhobel abgerieben und die Limette wird ausgepresst. Der Limettensaft und die Limettenschale werden in eine Schüssel gegeben und mit dem Joghurt, 4 EL Zucker und dem Vanillezucker verrührt, bis eine glatte Masse entsteht. Die Gelatine wird aufgelöst, in die Joghurtmasse gegeben und zügig umgerührt, damit sich die Gelatine gut vertellen kann. Nun wird die Creme in den Kühlschrank gestellt, damit die Gelatine fest werden kann. Anschließend wird die Sahne steif geschlafen und vorsichtig unter die Joghurtmasse gehoben. Dies wird nun für mindestens 4 Stunden in den Kühlschrank gestellt. In der Zwischenzeit werden die Himbeeren mit dem restlichen Zucker püriert und ebenfalls kaltgestellt. Nach Ablauf der 4 Stunden wird von dem Joghurt - Mousse Nocken angeschnitten, die auf 4 Tellern verteilt werden. Das Himbeerpüree wird darum verteilt und mit Melisse dekoriert.

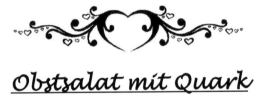

Obstsalat mit Quark

Zutaten für 2 Portionen:
100 g Magerquark (Max. 10% Fett)
2 TL Honig
100 g körniger Frischkäse
250 g frisches Obst
1 TL gehackte Pistazien

Zubereitung:
Der Honig wird mit dem körnigen Frischkäse und dem Magerquark langsam verrührt und anschließend für ca. 15 - 20 Minuten in den Kühlschrank gestellt. Die Früchte werden gewaschen und in mundgerechte Stücke geschnitten. Anschließend werden die Früchte in die Quark - Frischkäse - Masse gehoben und nochmals für 15 Minuten zum Ziehen in den Kühlschrank gestellt. Danach wird alles nochmals miteinander verrührt und die gehackten Pistazien werden über den Obstsalat verteilt.

Sommerlicher Obstsalat mit Zitronenmelisse

Zutaten für ca. 2 Portionen:
Kleiner Bund frische Zitronenmelisseblättchen
200 g Erdbeeren
1 EL Orangenmarmelade oder Aprikosenkonfitüre
100 g Stachelbeeren
4 EL Orangensaft
2 Nektarinen

Zubereitung:
Die Erdbeeren werden gewaschen und in mundgerechte Stücke geschnitten. Die Nektarinen werden ebenfalls gewaschen, trockengerieben, die Kerne werden entfernt und in dünne Spalten geschnitten. Die Stachelbeeren werden gewaschen und bei Bedarf halbiert oder ganz gelassen. Alle Früchte werden nun in eine Schüssel gegeben. In einer weiteren Schüssel werden nun der Orangensaft und die Marmelade verrührt und anschließend über die Früchte verteilt. Die Schüssel mit den Früchten wird nun für ca. 10 Minuten in den Kühlschrank gestellt. Nach Ablauf der 10 Minuten werden die Früchte nochmals miteinander verrührt. Zum Schluss werden die Zitronenmelisseblättchen gewaschen und zum Garnieren auf dem Salat verteilt. Da der Geschmack sehr intensiv ist, sollte man hier mit wenigen Blättern beginnen.

Muffins

Zutaten für 12 Muffins:

100 g Butter
Süßstoff nach Bedarf
200 g Magerquark
4 Eier
250 g Beeren
130 g Proteinpulver mit Vanillegeschmack
3 TL Backpulver
1 Vanilleschote oder Vanillearoma

Zubereitung:

Den Backofen auf 200 °C Ober-Unterhitze oder 180 °C Umluft
vorheizen. Anschließend die Muffinform einfetten oder die
Einwegmuffinförmchen in die Formen geben. Die Eier, den Quark
und die weiche Butter in eine Schüssel geben und mit dem
Handrührgerät für ca. 3 Minuten zu einem glatten Teig verrühren.
Das Proteinpulver wird anschließend unter Rühren über den Teig
gesiebt. Nun wird das Mark aus der Vanilleschote gekratzt und
zusammen mit dem Backpulver in den Teig gerührt. Jetzt kann der
Teig mit dem Süßstoff abgeschmeckt werden. Danach werden die
Beeren unter den Teig gehoben. Zum Schluss wird der fertige Teig
mithilfe von zwei Esslöffeln in die Muffinförmchen verteilt. Diese
können nun für ca. 15 Minuten auf mittlerer Schiene im Backofen
gebacken werden. Nach Ablauf der Backzeit kann man mit einem
Zahnstocher in die Muffins stechen. Sollte kein Teig mehr kleben
bleiben, sind diese fertig und können zum Auskühlen aus dem Ofen
genommen werden.

Mascarpone - Quarkdessert mit Mango

Zutaten für ca. 8 Portionen:

250 g fettarme Mascarpone
1 reife Mango
500 g Magerquark
2 Spritzer Süßstoff nach Bedarf
2EL Schokoladenraspeln aus Bitterschokolade
1 Pck. Vanillezucker
300 g Joghurt (1,5% Fett)

Zubereitung:

Den Joghurt mit dem Quark und der Mascarpone zu einer gleichmäßigen Creme verrühren. Die Schokoraspeln und der Vanillezucker werden anschließend unter die Masse gehoben und mit Süßstoff abgeschmeckt. Zum Schluss wird die Mango geschält und in kleine Stücke oder Scheiben geschnitten. Die Quark -Joghurt - Mascarpone Masse wird jetzt in 8 gleichgroße Schälchen verteilt, damit die Mangostücke darüber gegeben werden können. Jetzt müssen die Schälchen für ca. 1 Stunde in den Kühlschrank gestellt werden, bevor diese serviert werden können.

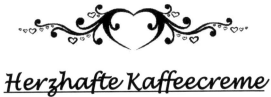

Herzhafte Kaffeecreme

Zutaten für 2 Portionen:
Etwas Sojasahne
4 EL Sojamilch
Etwas ungesüßten Kakaopulver
3 getr. EL instant Kaffeepulver
1 TL Vanillemark
45 g Streusüße mit Stevia
1 Msp. Nelkenpulver
300 g ungesüßten Sojaquark
1 Msp. Kardamompulver
2 TL Zimt

Zubereitung:
Die Sojamilch zusammen mit dem Kaffeepulver und der Streusüße miteinander verrühren und auf mittlerer Stufe erhitzen, bis sich das Kaffeepulver aufgelöst hat. Anschließend wird die Masse in eine Schüssel gegeben und der Sojaquark wird untergehoben, bis eine cremige Masse entstanden ist. Zum Schluss wird nach und nach der Zimt, das Vanillemark, das Kardamom- und Nelkenpulver unter Rühren hinzugegeben und abgeschmeckt. Nun wird die Masse, für mindestens 2 Stunden kalt gestellt und kann danach mit dem ungesüßten Kakaopulver sowie der Sojasahne garniert werden.

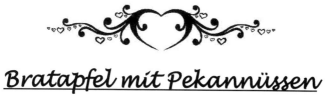

Bratapfel mit Pekannüssen

Zutaten:

Ein paar Tropfen Rum
1 säuerlicher Apfel
Vanille
1 EL gehackte Pekannüsse
1/2 EL zuckerreduzierte Preiselbeermarmelade

Zubereitung:

Den Apfel großzügig aushöhlen und alle weiteren Zutaten in einer kleinen Schüssel miteinander verrühren. Danach wird der Apfel mit diesen Zutaten gefüllt und bei 180 °C für ca. 20 - 30 Minuten gebraten. Der Apfel ist fertig, wenn die Schale anfängt aufzuspringen.

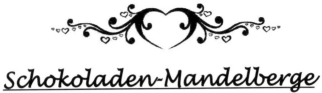

Schokoladen-Mandelberge

Zutaten für 4 Portionen:

200 g Mandeln ganz

150 g Zartbitterschokolade

Zubereitung:

Die Zartbitterschokolade in kleinere Stücke brechen und in eine Schüssel, am besten aus Aluminium, geben und über einem Wasserbad (einen Topf wählen, der größer als die Schüssel ist) schmelzen. Wenn die Schokolade geschmolzen ist, die Mandeln zufügen und umrühren. Dann mit einem Esslöffel kleine Berge von dem Schoko-Mandel-Gemisch auf ein mit Backpapier ausgelegtes Backblech setzen. Wenn die Schokolade ausgekühlt ist, heißt es genießen.

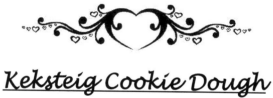

Keksteig Cookie Dough

Zutaten für 2 Portionen:
30 g Haferflocken
20 g gemahlene Mandeln
270 g Kichererbsen (Dose, Abtropfgewicht)
50 g Kokosblütensirup
30 g Kakaonibs
1 TL Vanille
1 Prise Salz
Ein Schuss Wasser, etwa 100 ml

Zubereitung:
Haferflocken mit den gemahlenen Mandeln, Vanille und Salz in einen Mixer geben und fein mahlen. Kichererbsen unter fließendem Wasser abspülen, abtropfen lassen und zu den Haferflocken geben. Kokosblütensirup und einen Schuss Wasser dazugeben und gut mixen, bis es ein cremiger Teig ist. Je nach Konsistenz Wasser zufügen. Zum Schluss den fertigen Teig in eine Schüssel geben und die Kakaonibs daruntermischen.

Kiwi-Parfait

Zutaten für 3 Portionen:
90 g Vollkornflakes
3 mittelgroße Kiwis
600 g fettarmes Naturjoghurt
9 gehackte Minzeblätter

Zubereitung:
Die Kiwis schälen und in mundgerechte Stücke schneiden. Die geschnittenen Kiwis mit dem Joghurt in eine Schüssel geben und dabei die Kiwis vorsichtig unterheben. Die gehackten Minzeblätter ebenfalls zugeben. Dann die Masse in eine Parfait-Form füllen. Haben Sie keine zur Hand, geht auch eine ganz normale Kastenkuchenform. Die Form mit Klarsichtfolie auslegen und die Kiwi-Joghurtmasse hineingeben. Die Creme mit einem Löffel glattstreichen und vorsichtig mit den Vollkornflakes garnieren. Die Flakes sollten oben auf der Creme liegen bleiben. So weichen sie nicht zu stark auf. Die Form mit einer Klarsichtfolie abdecken und für etwa 6 Stunden oder über Nacht ins Tiefkühlfach stellen. Abschließend das Parfait mit einem glatten, scharfen Messer schneiden. Zuvor das Messer ins heiße Wasser tauchen. Eine Köstlichkeit für heiße Sommertage.

Fröhlich bunter Beeren-Obstsalat

Zutaten für 4 bis 6 Portionen:
3 Pfirsiche
100 g Himbeeren
200 g Heidelbeeren
¾ kg Erdbeeren
100 ml Apfelsaft
4 EL Pinienkerne, ½ Zitrone
3 EL Honig

Zubereitung:
Pinienkerne in einer beschichteten Pfanne vorsichtig rösten, so dass
sie nicht verbrennen. Sie sollten eine goldgelbe Farbe annehmen,
dann abkühlen lassen. Pfirsiche waschen und von der Haut entfernen
indem Sie diese zuvor kurz in kochendes Wasser geben oder
kochendes Wasser über die Pfirsiche gießen. Alternativ können Sie
auch geschälte Dosenpfirsiche verwenden. Diese sollten ungesüßt
sein. Schneiden Sie die Pfirsiche in Stücke.
Dann die Beeren waschen, trocken tupfen und in mundgerechte
Stücke schneiden. Honig mit dem Apfelsaft in einer separaten
Schüssel vermengen und den Zitronensaft dazugeben. Zum Schluss
die gerösteten Pinienkerne über das Obst verteilen und auf 4 bis 6
Schälchen verteilen. Dann noch das Saftgemisch über die Schälchen
geben.Ein leckeres Dessert, das auch Kinder sehr mögen.

Selbstgemachter Hummus

Zutaten für 4 Portionen:
250 g Kichererbsen aus dem Glas, vorgekocht
1 Knoblauchzehe
20 g Olivenöl
Zitronensaft
Paprikapulver
Kümmel
Etwas Wasser
Pfeffer
Salz

Zubereitung:
Die Kichererbsen in einem Sieb unter fließendem Wasser gründlich waschen, bis das Wasser nicht mehr schäumt. Die gewaschenen Kichererbsen im Mixer gut durchmixen und danach alle restlichen Zutaten dazugeben und mixen. Den Humus je nach Geschmack würzen. Ein paar Gemüsesticks wie Karotte, Kohlrabi, Gurke und Paprika dazu essen und fertig ist der Low Carb Snack.

Chocolate Mousse au Avocado

Zutaten für 2 Portionen:
3-4 reife (Haas-)Avocados
3-4 EL Agavendicksaft oder Ahornsirup
40 g rohes Kakaopulver
200 ml Hafersahne
Mark einer Vanilleschote

Zubereitung:
Die Avocados halbieren und vom Kern befreien. Das Fruchtfleisch herauslöffeln und mit allen anderen Zutaten in ein hohes Gefäß geben. Die Masse mit einem Stabmixer gut cremig pürieren und abschmecken. Die fertige Mousse au Avocado in hübschen Schälchen anrichten und kaltstellen. Direkt servieren.

Köstliche Beeren Tortelettes mit Schlagsahne

Zutaten für 4 Tortelettes:

95 g Kokosblütensirup, 400 g Mandeln
½ TL Vanille, 180 ml frisch gepresster Orangensaft
150 g frische Beeren, z.b. Himbeeren
2 Prisen Salz, ½ TL Agar-Agar
40 g weißes Mandelmus
200 g Kokosmilchfett
30 g gehackte Nusskerne
Etwas neutrales Pflanzenfett/-öl z um Einfetten

Zubereitung:

Mandeln im Mixer fein mahlen und mit der Vanille, dem Sirup und einer Prise Salz zu einem glatten Teig verkneten. Die Tortelette-Formen mit dem Pflanzenfett einfetten. Den Teig mit den Fingern in die Formen drücken und dann aber wieder vorsichtig herausnehmen. Die Beeren waschen, verlesen und gegebenenfalls vierteln, beispielsweise bei Erdbeeren, und auf den Boden der Tortelettes geben. In einem Topf 40 g Sirup mit dem Agar-Agar und dem Orangensaft verrühren, aufkochen und 30 Sekunden kochen lassen. Danach für 10 Minuten in den Kühlschrank stellen und dann über die Beeren geben. Die Tortelettes für 15 Minuten kühl stellen. Einstweilen die Schlagsahne aus 25 g Sirup, Mandelmus, Kokosmilchfett und 1 Prise Salz zu einer glatten Masse verrühren und mit einem Handrührgerät oder Schneebesen aufschlagen. Die fertige Schlagsahne kurz vor dem Servieren über die Tortelettes geben und als Dekoration gehackte Nusskerne darüber streuen.

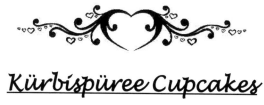

Kürbispüree Cupcakes

Zutaten für 16 Cupcakes:

<u>Für den Teig:</u>

425 g Kürbispüree, 300 g Hafer gemahlen, 2 Eier, ¼ TL Salz
175 ml Milch (1,5%), 6 TL Kristallzucker, 1 TL Vanilleextrakt
1 TL Sirup, 1 ¼ TL Zimt, ¼ TL Natron, ½ TL getrockneter Ingwer
¼ TL Backpulver, ¼ TL Gewürznelken, ¼ TL Muskat

<u>Für das Frosting:</u>

250 g fettreduzierte Schlagsahne

Zubereitung:

Den Backofen auf 170 Grad vorheizen. Den Hafer zu Mehl mahlen,
wenn er noch nicht verarbeitet ist. Dasselbe gilt für das Kürbispüree.
Einen Kürbis in mehrere Teile schneiden und diesen für ca. 15 bis 20
Minuten im Wasser kochen, dann schälen und die Kürbisstücke mit
einem Pürierstab fertig pürieren. Die trockenen Zutaten (Zimt,
Nelken, Haferflocken, Muskat, Backpulver, Natron, Vanilleextrakt,
Salz) in einer Schüssel gut vermengen. In einer zweiten Schüssel den
Zucker mit den feuchten Zutaten (Kürbispüree, Eier, Sirup, Milch und
Vanille) verrühren bis eine gleichmäßige Masse entsteht.
Dann die Zutaten beider Schüsseln zusammengeben und mit einem
Handrührgerät für ca. 2 Minuten auf höchster Stufe mixen bis sich
ein glatter Teig gebildet hat. Die Muffinförmchen befüllen und auf
mittlerer Schiene für ca. 25 bis 30 Minuten backen. Mit einem
Zahnstocher eine Teigprobe machen. Muffins aus dem Backofen
nehmen und abkühlen lassen. Für das Frosting schlagen Sie die Sahne
in einer höheren Schüssel steif und stellen es dann für eine halbe
Stunde in den Kühlschrank. Danach jeweils ein Klecks Sahne mit
einem Löffel auf die abgekühlten Muffins geben. Die Kürbispüree
Cupcakes sind ein köstliches Rezept für alle Kürbis-Liebhaber.

Frischer Beeren-Obstsalat mit Joghurt

Zutaten für 2 Portionen:
200 g Naturjoghurt
1 Orange mittelgroß
250 g frische Beeren
30 g Haselnüsse
½ Zitrone
¼ TL Zimt
1 EL Honig

Zubereitung:
Die Orange und Zitrone auspressen. Dann die Haselnüsse klein hacken und mit dem frisch gepressten Obstsaft vermischen. Das restliche Obst in mundgerechte Stücke schneiden und der Nuss-Obstsaft Mischung zufügen. In einer zweiten Schüssel das Naturjoghurt mit dem Honig und Zimt zu einer glatten, cremigen Masse verrühren. Zum Schluss den fertigen Joghurt über die Früchte geben und alles miteinander vermengen. Je nachdem, ob Sie Himbeeren, Erdbeeren oder Blaubeeren wählen, kann man den Geschmack variieren.

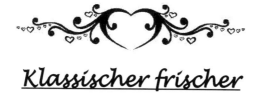

Klassischer frischer Obstsalat mit Nüssen

Zutaten für 4-6 Portionen:
100 g Blaubeeren
6 Erdbeeren
2 Clementinen
1 Orange
½ Ananas
½ Granatapfel
½ Honigmelone
1 EL Honig
1 Handvoll (ca. 40 g) Nüsse, z. B. Studentenfutter

Zubereitung:
Das Obst ohne Schale gut waschen, gegebenenfalls entkernen und in mundgerechte Stücke schneiden. Dann das Obst miteinander vermischen, die Nüsse klein hacken und über das Obst streuen.

Tipp: Naturquark mit etwas Proteinpulver und Zimt passt perfekt dazu.

Eierspeis aus Apfel mit Nüssen

Zutaten für 1 Portion:
2 Eier
1 Apfel geschält und klein geschnitten
Grob gehackte Nüsse
1 EL Rahm oder Sahne
Etwas Butter oder VCO
Prise Salz
Zimt

Zubereitung:
Die Eier mit der Sahne oder dem Rahm und den Gewürzen verquirlen. In einer Pfanne Butter oder VCO schmelzen und die Nüsse und Apfelstücke etwas anrösten und eventuell etwas Zimt darüber streuen. Dann die Eiermasse darüber geben und bis zur gewünschten Konsistenz rühren. Mit Nüssen servieren. Statt Apfel kann man auch Birne nehmen.

Erbeerparfait mit fruchtig frischen Erdbeeren

Zutaten für 6 Portionen:
500 g Erdbeeren, 4 Eier
1 Vanilleschote, 120 ml Milch (1,5% Fett), 3 EL Puderzucker

Zubereitung:
Die Erdbeeren waschen und putzen. 100 g der Erdbeeren auf die Seite legen und in Scheiben schneiden. Die restlichen 400 g in einem hohen Gefäß mit einem Stabmixer zu einem feinen Brei-Gemisch pürieren. ¼ des Pürees in eine Schüssel geben und die Erdbeerscheiben untermischen. Die Schüssel im Kühlschrank kaltstellen, damit die Masse erkalten kann. Dann die Vanilleschote halbieren und das Mark der Schote herauskratzen. Milch in einem Kochtopf zum Kochen bringen und dabei das Mark einrühren. Wenn die Milch kocht, den Topf vom Herd nehmen und die Vanille in der Milch ziehen und erkalten lassen.Als nächsten Schritt trennen Sie das Eigelb vom Eiweiß. Zwei Eiweiße davon schlagen Sie in einem hohen Gefäß zu Eischnee. Das restliche Eiweiß verwenden Sie am besten für etwas anderes. Dann die vier Eigelb und den Puderzucker vorsichtig unter den Eischnee heben, bis das Eigelb komplett mit dem Eischnee vermengt ist. Danach die marinierten Erdbeeren unter die Eischnee-Masse geben und im Anschluss die erkaltete Milch zugeben. Die gesamte fertige Masse in eine Parfait-Form oder Kuchenkastenform geben. Zuvor die Form mit einer Klarsichtfolie auslegen. Alles gut mit einem Löffel glattstreichen, mit Klarsichtfolie abdecken und ins Tiefkühlfach stellen. Nach ca. 5 Stunden ist es fertig zum verköstigen. Ein fruchtig leckeres Sommerdessert als Abschluss eines drei Gänge Menüs.

Mohn Zitronen Muffins

Zutaten für 15 Muffins:
50 g Leinsamen geschrotet
70 g Weizengluten
40 g Sojamehl
30 g Mandelmehl
20 g Weizenkleie
2-4 EL Mohnsamen
60 ml Zitronensaft
60 ml Rapsöl oder Sonnenblumenöl
1 ½ TL Backpulver
240 ml ungesüßte Pflanzenmilch
1 ½ TL flüssiges Süßungsmittel
1 ½ TL Vanille Extrakt
1 EL Zitronenzeste

Zubereitung:
Den Backofen auf 180 Grad vorheizen. Zuerst alle trockenen Zutaten
in eine größere Schüssel geben und vermengen, dann die flüssigen
Zutaten hinzufügen. Alles mit einer Gabel gut verrühren bis es ein
weicher Teig ist. Den fertigen Teig in 15 Muffin Förmchen geben und
etwa 25 bis 30 Minuten im vorgeheizten Backofen backen lassen.
Auskühlen lassen und servieren.

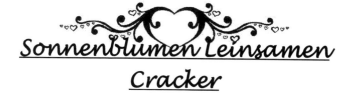

Sonnenblumen Leinsamen Cracker

Zutaten für 15 Stück:
250 g Leinsamen geschrotet
130 g Sonnenblumenkerne
100 g Tomatenmark
1 TL Salz
1 Msp. Kurkuma
1 Prise schwarzer Pfeffer

Zubereitung:
Die Sonnenblumenkerne im Mixer zu einem feinen Mehl zermahlen.
In einer großen Schüssel das zermahlene Sonnblumenkernmehl mit
den anderen Zutaten vermengen und auf einem Backblech zwischen
zwei Backpapieren ausrollen. Dann den Teig flach drücken und mit
einer weiteren Lage belegen und zu einem Rechteck mit
Backpapiermaßen ausrollen. Das ganze bei etwa 80 Grad ca. 45
Minuten im Backofen trocknen. Abschließend die Cracker
herausnehmen und zu Rauten schneiden.
Die Cracker eignen sich hervorragend als Nascherei und Dessert.

Low Carb Karottentorte

Zutaten:
170 g Karotten, sehr fein geraspelt und ausgedrückt
170 g Mandeln gemahlen
80 g Süße nach Wahl
70 g VCO geschmolzen oder 90 g Butter geschmolzen
30 g Kokosmehl
6 Eier
Prise Ursalz
Vanille
1 Pkg. Backpulver

Zubereitung:
Eier mit der Süße und den Gewürzen schaumig rühren. Alle restlichen Zutaten rasch zugeben und mixen. Eine Tortenform (24 oder 26 cm, je nach gewünschter Höhe) mit Backpapier auslegen und die Masse eingießen. Im Backofen bei 45 bis 60 Minuten bei 180 Grad backen (Nadelprobe). Dann mit etwas zuckerreduzierter Marillenmarmelade aprikotieren. Mit hübschen kleinen Deko-Karotten dekorieren und mit Kokosflocken bestreuen.

Tipp: Die Deko-Karotten nur als Deko verwenden, da sie immer „FullCarb" sind und nicht mitgegessen werden sollten.

Himbeer- Apfel-Quark

Zutaten für etwa 5 Portionen:
150 g TK-Himbeeren oder frische Himbeeren
250 g Quark (20% Fett)
2 EL Apfelmus ohne Zucker
2 EL Milch
1 EL Gojibeeren getrocknet
1 Apfel
2 EL Leinsamen geschrotet
Flüssiger Süßstoff, z.b. Stevia

Zubereitung:
Den Apfel waschen, das Kerngehäuse entfernen und den Apfel in feine Stifte schneiden. Alle Zutaten bis auf den Apfel miteinander verrühren. Dann die Apfelstifte in die Quarkmasse rühren.
Ein herrlicher Genuss für alle Obstliebhaber.

Quellenangabe:

- eigene Versuche und Experimente von Familie und Freunden

Internetquellen:

-http://docplayer.org/68407223-Kochrezepte-von-profi-koechen-aus-fernsehsendungen-von-ard-und-zdf.html

-https://www.eltern.de/foren/was-eltern-gern-kochen-kinder-gern-essen/518035-ideen-fuer-geburtstagsessen-gesucht-print.html

https://epdf.tips/backen-meine-backrezepte-fr-jeden-tag.html-

-https://docplayer.org/78678268-Asiatisch-100-koestliche-wok-rezepte-mathias-mueller.html

-http://docplayer.org/23005244-Als-beilage-eignen-sich-salzkartoffeln-oder-kartoffelkloesse-rotkohl-oder-feldsalat.html

-https://www.lowcarbrezepte.org/rezepte/tomatensuppe-mit-frischkaese-und-petersilie.html

-https://docplayer.org/32159183-Wg-kochbuch-statistiker-wg.html

-http://docplayer.org/78849818-Zutaten-fuer-den-ueberguss-die-eier-verquirlen-mit-sauerrahm-obers-und-senf-gut-abruehren-und-mit-muskat-salz-und-pfeffer-wuerzen.html

-https://propertibazar.com/article/kochbuch-wikimedia-commons_5aa0741fd64ab2be8499b651.html

http://www.heiner-koenig.de/kochbuch/BRATEN.DOC

-https://vdocuments.mx/documents/999-fischrezepte.html

-https://vdocuments.mx/documents/das-kochbuch-des-maennerkochclubs-band-1.html

-https://epdf.tips/salate-331-rezepte.html

-https://epdf.tips/das-neue-groe-buch-der-trennkost-ber-180-neue-rezepte-zum-abnehmen-und-genieen.html

-https://edoc.site/backen-von-a-z-pdf-free.html

-http://www.2-aus-kw.de/vegetarisch_4.htm

Fotoquellen:

- Depositphotos.com

Low Carb Kochbuch - René Wolf

© René Wolf
1. Auflage 2019 Alle Rechte vorbehalten. Nachdruck, auch auszugsweise, verboten. Kein Teil dieses Werkes darf ohne schriftlich Genehmigung des Autors in irgendeiner Form reproduziert, vervielfältigt oder verbreitet werden.
Kontakt: René Wolf
c/o Autoren.Services
Zerrespfad 9
53332 Bornheim
Covergestaltung: René Wolf
Coverfoto: Depositphotos.com
Fotos im Buch: Depositphotos.com
Taschenbuch wird gedruckt bei: Amazon Media EU S.á r.l., 5 Rue Plaetis, L-2338, Luxembourg

Printed in Great Britain
by Amazon

44041886R00220